JN025421

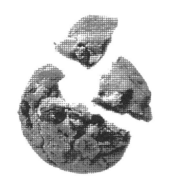

マインドフル・
The Joy of Half a Cookie
イーティング

過食から自由になる心理学

ジーン・クリステラー
アリサ・ボウマン
［著］

小牧 元　大森美香
［監訳］

日本評論社

The Joy of Half a Cookie
Using Mindfulness to Lose Weight and End the Struggle with Food

by
Jean Kristeller with Alisa Bowman

Copyright © 2015 by Jean Kristeller, PhD

目　次

監訳者まえがき

　本書は，インディアナ州立大学名誉教授で心理学者であるジーン・クリステラー博士による *The Joy of Half a Cookie: Using Mindfulness to Lose Weight and End the Struggle with Food* の翻訳です。「日本語版への序文」で述べられているように，食事と体重に悪戦苦闘した博士自身の経験と30年にわたる研究から生まれた，自己調節とマインドフルネスを統合した新しい治療プログラム「マインドフルネスに基づく食観トレーニング（Mindfulness-Based Eating Awareness Training: MB-EAT）」を解説したものです。

　肥満の標準的心理治療としては，すでに英国のZ・クーパーらによる認知行動療法（CBT）の実践ガイド（『肥満の認知行動療法』金剛出版）などがあり，一定の治療効果をあげています。しかし，種々の治療法によって減量に成功したとしても，それを長く維持することがいかに至難の業で，リバウンドの繰り返しになるか，多くの人が経験している大きな問題です。

　MB-EATでは，そうした問題から解放されるために，満腹感や満足感，味覚といった身体からのサインにマインドフルに耳を傾けることを強調します。意志の力や自己コントロールに頼るのではなく，種々の感情や身体からのサインへの気づきを高め，同時に食べ物のカロリー量や栄養素についての客観的情報を活かすという，まさにバランスのとれた選択＝"知恵"を獲得しようとする方法です。この手法は，そうした"知恵"を活かし深めることにより，悪戦苦闘することなく，減量を長く維持するための東洋的CBTだと言えるかもしれません。本書の原題「クッキー半分の喜び」とは，禅語の「我唯足るを知る（吾唯足知）」の食事における象徴的表現と言えるでしょう。

　本書は，2つのパートから構成されます。パート1ではマインドフル・イーティングの科学的側面が解説され，パート2では実際のMB-EATの練習法が示されています。各章には振り返りの項が置かれ，さらに実践中に多くの人が抱く疑問・質問に回答するFAQが設けられており，読者に大変役立

つ構成となっています。

　本書の翻訳は，九州大学心療内科マインドフル・イーティング研究グループが担当しました。このグループは，野崎剛弘博士を中心に，肥満や過食に悩む患者さんの治療に日々取り組んでいます。本書が過食などの問題で困っている人たちに少しでも役立ち，マインドフルな生き方に貢献することを願っています。

小牧　元・大森美香

日本語版への序文

　日本語版への序文を寄稿するよう依頼されたのは，大変光栄なことです。本書でも述べたように，マインドフル・イーティングの取り組みは何十年も前に日本で始まりました。1971年，私は米国を離れ，国際基督教大学（ICU）に留学しました。私は子どもの頃から日本が大好きでした。それは両親から受け継いだものです。二人は東京で出会い，1949年にそこで結婚式を挙げました。私は今でも，両親が当時一緒に暮らしていた日本人家族を訪ねるのを楽しみにしています。両親が米国に戻って数ヵ月して生まれた私は，"メイド・イン・ジャパン"というわけです！　私は日本人の友人がよく遊びにくる家で育ち，わが家は日本の美術品，家具，陶磁器，着物でいっぱいでした。みんなでよく食事をし，折に触れてすき焼きや天ぷらなどの日本料理を食べたものです。

　しかし，留学のため日本へと旅立つ時まで，私はずっと大学のカフェテリアで，過食との悪戦苦闘を続けていました。"流行り"のあらゆるダイエット法を試しては数ポンド減量し，その後，アイスクリーム，クッキー，チョコレートなど"誘惑"してくるものは何でも食べる，という生活でした。

　日本にくるとすぐに，いろいろな意味で食べることが楽になり，健康的になりました。最初の数ヵ月間は，とても懇意にしていた上北沢の日本人家族と一緒に生活し，ICUには電車で通いました。ファミリースタイルの朝食や夕食を家族でとることを知り，さまざまな汁物や，漬物，野菜，焼き魚（なんと美味しい！），いろいろな和食を楽しみました。すべて大好きでした！　ICUのカフェテリアでも健康的な食事をすることができました。

　また，フランス菓子のお店も何軒か見つけました。両親の日本人の友人を訪ねると，特製のフレンチペストリーをよく出してもらったものです。それは米国で食べたのよりはるかに美味しいものでした。大変な驚きでした！その上質さから，もっと食べたいと思うところか，非常に満足できたことを

今でも記憶しています。

　日本で過ごした2年の間，過食欲求に苦しむことはほとんどなく，はるかにバランスのとれた食事をしながら，体重はゆっくりと減っていきました。その理由の1つは，漬物，魚，その他の食べ物にかける醤油などに含まれる少量の甘い調味料のおかげで，菓子類への欲求が十分に満たされていたことです。また，何年かして，私は懐石料理を発見しました。それは，西洋にあるような数種類の食べ物を大量に食べる料理ではなく，極少量の，非常に上品な食べ物が特徴的な料理です。私は今でも，懐石料理をマインドフル・イーティングの最高の例として話題にします。ICUを出た後，京都に移り，一人暮らしをしながら京都大学で働くことになりました。しかし，米国で食べていたような大量の食べ物やお菓子を食べたいという気持ちが戻ることはありませんでした。

　日本でのこの2年間は，マインドフル・イーティングに関して，もう1つの深い貢献をもたらしました。それは，仏教を探求し始めたことです。私は日本滞在に備えて，すでに米国で瞑想実践と禅哲学の研究を開始していました。日本に到着してひと月も経たないうちに鎌倉を見物した私は，大仏に釘づけになってしまいました。この体験のおかげで，日本のどこを旅しても必ずお寺を訪れるという習慣が始まりました——京都には，何度も繰り返し訪れる寺院が数多くあります。さらに，当時，母校のスワースモア大学のケネス・ガーゲン教授がフルブライト奨学金で京都大学教育学部の梅本尭夫博士の教室に在籍していましたので，日本滞在の2年目はガーゲン教授の助手として，梅本博士の重要な研究に参加する道が開かれることとなりました。

　京大では，瞑想への関心について梅本博士にお世話になりました。たとえば，笠松章博士と平井富雄博士による，瞑想が脳に与える影響に関する研究を紹介していただきました。それは，1969年に初めて英語の論文として日本の学術誌*Psychologia*に発表されたものです。この論文は，瞑想の真の価値を研究するという私自身の旅を開始するきっかけとなりました。京大ではスイスのユング研究所から帰ってきたばかりの河合隼雄先生にもお話を聞くことができ，仏教がユングの考え方や西洋の心理学にいかに影響を及ぼしたか知ることとなりました。

本書を読んでいただくと，私がこれら数々の経験から受けた影響がおわかりになるはずです。私は米国に戻り，仏教や世界のさまざまな宗教に共通する瞑想の実践についてさらに深く勉強し，学部を卒業しました。その間に，瞑想の実践はユニバーサルなものであり，仏教はスピリチュアルな生き方を提供するのみならず，心を理解する方法——心理学——につながるものであるということを理解しました。しかし，"ジャンク"フードが手軽に手に入るようになったために，私は昔の食事パターンに逆戻りしてしまいました。

　摂食障害の研究を開始した私は，担当する多くの若い女性クライアントも強迫的に過食していることに気づきました。私は，心理学の研究課題の中でも，とくにハーバード大学における瞑想の研究など，心身相関に関する米国での新たな研究に魅力を感じ始めていたところでした。そこでウィスコンシン大学大学院で臨床生理心理学の研究を開始し，瞑想の研究に集中しました。禅師ではなく学部生を対象とした研究でしたが，その結果は，さまざまな瞑想効果は誰にでも起こるという認識をより強めることとなりました。

　私は，1977年に日本で開催された学会で，この研究について最初の発表をしました。そして，この時に日本で再び体験したはるかに健康的な食事に触発されて，摂食障害を抱える人の治療に瞑想を活かす研究を集中して行い，博士号取得のためイェール大学でもこの研究を継続しました。

　これが，「マインドフルネスに基づく食観トレーニング（MB-EAT）」プログラムの土台になりました。このプログラムは，日本で過ごした期間にたくさんの人からいただいた教えと，さまざまな方法で得られた知恵や経験なくしては実現できなかったと思います。

　謝辞　日本の仲間，そして友人たちへ

　先に記した京都大学の梅本堯夫先生をはじめ，長年にわたってともに仕事をしてきた日本のみなさまに対して，さらなる感謝の意を表したいと思います。

　2年間の日本滞在以来，学会や所用で，また旅行で何度も日本に戻ることがありました。その間，光栄にも日本から米国に来られた方々がおられます。瞑想と自律訓練法の研究についてくわしくお聞きするため初めて筑波大学を訪問した際にお会いした坂入洋右先生，そして，食行動の問題などの研究をされているお茶

の水女子大学の大森美香先生です。大森先生にはこの日本語版完成に際し大変お世話になりました。

　そして最も重要なのは，小牧元先生とその素晴らしい同僚なくしては，本書の翻訳は不可能だったのではないかということです。小牧先生とは，2003年に初めて国際摂食障害会議（ICED）でお会いしました。私たちは多くの点で関心が一致しました。私はその後，日本心身医学会の英文雑誌である *BioPsychoSocial Medicine* にもかかわるようになりました。本書の英語版が出版された直後の2016年，ICEDで再び小牧先生にお会いした時，大変光栄にも，日本での出版を希望されていると伺いました。大森先生も翻訳に関心があることを知っていましたので，私から彼女を紹介し，また小牧先生からは野崎剛弘先生をご紹介いただきました。野崎先生は，九州大学心身医学教室で，MB-EATと，体重や食事の問題に対する標準的な介入法との比較研究をすでに計画されていました。2018年5月，野崎先生と須藤信行心身医学教室教授から福岡にゲストとして招待していただき，荒木久澄先生，小山憲一郎先生，また西原智恵先生をはじめとする，このチームの他のみなさん方とお会いすることができました。みなさん全員がとても親切に説明してくれたおかげで，このMB-EATプログラムが日本でどのように使われ，発展していくかの道筋を理解することができました。また，荒木，小山両先生は米国に来られ，マサチューセッツ州にあるヨガと健康のためのKripaluセンターで行われた5日間の集中的MB-EATプロフェッショナル・トレーニングプログラムに参加されたので，二人と多くの時間を過ごす機会がありました。

　本書の翻訳は，九州大学心療内科マインドフル・イーティング研究グループがその中心的役割を担い，大森，小牧両先生が専門的知識をもって監訳され，できあがったものです。しかし，この翻訳は，最初から最後までエネルギーを注いでくださった小牧先生なくしては完成できなかったのではないかと想像します。翻訳のプロセスの隅々に彼が注いだであろう穏やかなエネルギー，洞察，そしてマインドフルな注意に対して，惜しみなく感謝の意を表します。このチームは，日本におけるマインドフル・イーティングの科学と実践をあらゆる方法で強力にサポートしており，素晴らしいと思います。心より，深く感謝申し上げます。

ジーン・クリステラー

マインドフル・イーティングの
科学的根拠

第1章

マインドフル・イーティングへの招待

　自分の好きな食べ物を我慢することなく，苦しむことなく減量できるとしたら……いかがでしょう。想像してみてください。あのおなじみの，欲望と意志の力との間の争いを経験することなく，1杯のワインや1個の温かいディナーロール，ひと切れのピザ，それにひとかけらのチョコレートを楽しむことができたら，と。とびきり美味しいごちそうを，「一度食べ出したら止まらなくなるのではないか」と心配することなく，罪悪感もなしで心から味わうことができたら……どれだけ自由かを想像してみてください。

　そんなことが可能なのでしょうか。本当にこういうことが現実になり得るのでしょうか。そう，なり得るのです。マインドフル・イーティングがその方法を示してくれます。

　マインドフル・イーティングのワークショップ参加者は，ほとんどがダイエットの経験がある人です。体格やダイエット法の違いにもよりますが，これまでに1〜2kgから20数kg以上の減量を何度も行ってきています。計画を立て，食べ物のカロリーを計算し，目標カロリー——たいていは1200カロリー，時にはわずか500カロリー——を守れたら，自分は立派だと感じ，守れなければ，それがほんのちょっとのカロリーでも，あるいは数百，まして数千カロリーならなおさら，ひどい気持ちになります（その時までには，すでにカロリーを計算するのをやめているわけですが）。人によっては，この「良い食べ物・悪い食べ物アプローチ」に数日しか耐えられません。それでも，少なくとも一時的には効果が得られる人もいます。

しかし，これ以上続けるのは我慢できないという日が，避けようもなくやってきたのです。そして，昔ながらの食習慣に少しずつ戻ってしまいました。体重計の数値も同様です。多くの人は，こうした経験を何度したのかさえ覚えていません。「自分にはもう少し自制心や意志の力が必要です」と，私はよく言われたものです。ワークショップ初日に，次のようにはっきりと表明した人もいます。「私はノーと言うことがとても得意です。でも，あまりに多くのものにノーと言うと，たまにそうしたものを全部食べたくなるし，食べ出したら止まりません。それが現実なんです。そうではなくて，私はイエスと言うことが得意になりたい。食べ物と仲良くしたいんです」

彼女は，最終的にはまさにその通りにできるようになりました。では，どうしたら彼女のようになれるのでしょうか。それを本書の中でお示ししたいと思います。

楽しむことにイエスと言おう

デザート，揚げ物，スナック菓子，クッキーといった「禁断の食べ物」には，甘味や脂肪分，塩味が含まれています。それは，中毒性のある組み合わせです。だから，食べるのを少量にとどめるのは不可能だと思いますか？たとえば，それほど空腹でないとしましょう。クッキーを半分だけ，コーンチップスを片手1杯分だけ，あるいはアイスクリームをスプーン2～3杯分だけ味わって，残りは次の楽しみのためにとっておくことはどうでしょう。チョコレートバー半分を机の引き出しの中にしまったまま，そしらぬ顔をするとか，もう少し食べたいなと誘惑され続けるというのは，いかがですか？

ここまで読んで，あなたは「それは無理。チップス2～3枚だけとか，デザートを1～2口で止められる人はいない」とつぶやいているかもしれませんね。しかし私の経験からいえば，本書のパート2のプラクティスを時間をかけて行い，最後まで読み終える頃には，それが可能だときっとわかるはずです。みずからの自由を経験できることがその理由です。

特定の食べ物を前にした瞬間，コントロールできないと感じても大丈夫です。あなたは自由を手にできます。必ず，できるのです。

それは，この方法が，あなたがこれまで試してきたようなものではないからです。実際，この方法を実行に移すと，食事制限を続けるわけにはいかなくなります。これまで経験したことのない，食べ物や食べ方にかかわる方法，あるいは自分自身や自分の身体とかかわる方法を編み出し，そして，それを続けることができるようになるのです。

　私は，国立衛生研究所（NIH）の研究助成金を使って，「マインドフルネスに基づく食観トレーニング（Mindfulness-Based Eating Awareness Training：MB-EAT）」プログラムを開発しました。それを応用して短期ワークショップを世界各地で開催したところ，うまくいきました。マインドフルネスの実践を通して，好きな食べ物を楽しむこと，ほしい食べ物を選んでよいこと，そして，ほしくない食べ物やもう食べたいと思わないものはお皿に残してよいことを，本書で説明します。これはセルフケア(1)，自己滋養，自己受容，優しさ，探求心，そして好奇心を扱うものです。本書では，自分の内なる抑止力を駆り立てるのではなく，むしろ「内なるグルメ」を育てる方法をお示しします。

　この方法は，30年以上にわたる経験と研究から生まれたものです。それは，さまざまな食欲とそれに対する気づきとをリンクさせることで，食べることがバランスのとれた状態になるよう促すことを試みるものでした。この手法の基礎にあるのは，数十年前に行われた，他のやり方をとらせようとする周りからのプレッシャーに反して心と身体をいかにリンクさせるかを検討した研究です。それに加え，私自身や多くの優れた先達・仲間が行ってきた長年にわたる研究を参考にしています。本書にも記していますが，彼らの英知と多大な貢献に敬意を表します。瞑想実践は，それができるようになれば誰でも，「内なる知恵」につながることが可能となり，他の多くのダイエット法のように問題を単純化し過ぎることなく，複雑な問題を処理できるようになります。

　マインドフル・イーティングは，私たちの食事や食べ物とのかかわり方について，まったく違った見方をするものです。自分の身体と心はどのように調節されているのか，科学を基礎とした幅広い視点をまとめたものなのです。マインドフル・イーティングは，意志の力や厳格な自己統制ではありません。そうではなく，セルフケアと自己調整を介したバランスを生み出すものです。

両者の違いは何でしょうか？　意志の力や自己統制の場合，まだ食べ続けたいのだけれど，やめるように自分自身を抑えます。一方，自己調整では，マインドフルに認識し，すでに空腹ではなくなっていてそれほど食べ物を楽しめていないことに気づいて，「そのまま食べないでおこう」とシンプルに決めることができます。欲望と意志の力とのせめぎ合いはどこにも存在しません。いつだって後でもっと食べることが可能だし，実際，そうすればより楽しむことができるでしょう。

　MB-EATの基盤を形作る主要な構成要素は，私の大学院時代の研究の間とその後の年月を経て，何年もかかって一体となったものです。このMB-EATは，4つの中核的要素（コア・エレメント）から構成されています。

1．瞑想とマインドフルネス
2．身体と心についてマインドフルに認識する力
3．食べ物の価値と格闘するのではなく，むしろ進んで受け入れること
4．これらのことがいかに重要かを示す科学的根拠

　それぞれの要素は，私自身の長年にわたる個人的な体験や悪戦苦闘の数々と重なり合っています。本章では，これらの要素がどのようにしてゆっくりと一緒になり，徐々にMB-EATの中に姿を現し，ついに本書が誕生するに至ったか，その物語をみなさんと共有したいと思います。

私個人の悪戦苦闘と科学研究への道のり

　私は10代から学生時代を通して，ほぼ毎晩過食をし，翌日は自分を痛めつけ，そして強い罪悪感と羞恥心に苛まれると再び過食が始まる，という日々の繰り返しでした。減量しようと何度も試みたものの，思うように体重を減らせたことは一度もなく——それどころか体重はさらに増えていきました。よくある物語です。

　私はトランセンデンタル・メディテーション（超越瞑想法：TM）を学び，そして日本に留学した後，当時新しい領域であった心身医学に興味をもちま

した。そこで当時最先端の研究を行っていたウィスコンシン大学の研究チームに参加したのです。そこではストレス対処法であるバイオフィードバックがもたらす心拍低減効果の検証を行っていました。私はもう１つのアプローチ，瞑想を提案したのですが，驚いたことに，瞑想の心拍低減効果がバイオフィードバックと同等，あるいはそれ以上であることを見出したのです。瞑想が心と身体をつなぐ助けとなる機序について，私はいやがうえにも興味を深めていきました。

その頃の私は，まだ自分の食行動と体重に苦しんでおり，炭水化物を抜いたり，当時出始めていた認知行動療法を自分自身とクライアント双方に試みたりしていました。しかし，なかなかうまくいきません。そんな時，私は再度アジアへ渡りました。そこで，食べ物（炭水化物を多く含むもの）を本当に味わうとはどういうことか，以前にもまして気づくことになりました。食事はより少ない量をとるようになり，さらに驚いたことに，努力することなく体重は減少していったのです。ところがイェール大学大学院での研究を続けるため米国に戻ったとたんに，もとの食習慣に戻り，体重もリバウンドしてしまいました。イェールでは，心身相関の研究を再び始め，バイオフィードバックと瞑想の活用も同様に行いました。単なるリラクゼーションモデルとしての瞑想を超えようと考えたのです。そこのチームは，単に症状を取り除くことに集中するのではなく，むしろ身体に備わっている自己治癒力を高める，自己調整法と呼ばれるアプローチに取り組んでいました。私たちの問いは，どうすれば心と身体の関係における本来のバランスを取り戻せるのか，ということでした。

人はいかにして食事や食べ物との関係を作り上げるのか。「普通」に食事をしてきた人たちでさえ，社会的プレッシャーや他のきっかけとなる事態に直面した時，どのようにして生理的空腹感や満腹感から遠ざかってしまうのか。こうしたことを研究している人たちと一緒に仕事をする機会は，私にとってまさにわくわくするようなものでした。彼らは，味覚体験の基本的処理過程について，また同時に，たとえば空腹時や気が散っている時に起きる生理的・心理的諸因子によってこの過程がどのように影響を受けるかについて，研究をしていました。

私のアイデアは次のようなものでした。科学の2つの領域――自己調整理論と食体験の知覚――を結びつけることで，食事（や体重）と真剣に悪戦苦闘している人々を助けることができないだろうか。空腹感や満腹感のバイオフィードバックを行うために，電極を付けるわけにはいきません。しかし，摂食障害の治療に取り組んでいるクライアントに対して，「これまでと異なる食習慣を身につけましょう」とか，「食べているものすべてを記録しなさい」とか，あるいはただ「むちゃ食いのきっかけを探してごらんなさい」とか言うのでもありません。そうではなく，生理的空腹感にもっと注意を払うようにすること，ストレスに直面した時に心も身体もリラックスさせること，あるいは本当に食べたいものを選び十分に食べた時点でストップすることを推奨するようにしたのです。また，スージー・オーバックの画期的な著書である『Fat is a Feminist Issue（脂肪はフェミニストの問題）』，その中でもとくに"The Experience of Hunger for the Compulsive Eater（過食症の人にとっての空腹体験)⁽⁶⁾"の章を読むよう勧めました。

　それから，以下のことを自分で試してみたらどうだろうと考え始めました。それほど空腹でないのにその日の早い時間に美味しく食べたものを後であらためて食べてみたら，ひょっとしたら舌の味蕾は疲れていて，ちょうど適当な量で満足できるのではないだろうか。こうした体験にしっかりと注意を払い，口に入れる食べ物をゆっくりと味わったらどうだろう？　やはりより満足するものなのだろうか，と。

　そこで1週間，昼食時に，砂糖が入った高脂質で高カロリーの甘いものを，食べたいと思うなら何でも食べていいことにしました。初日，私は真っすぐに近くの自動販売機に向かい，最も食欲をそそるもののボタンを押しました。ポテトチップスとチョコレートクッキーが出てきました。それらはとても美味しかった。その日はそれ以降，食べ物や空腹感について考えることなく過ごし，普段通りの適度な量の夕食をとりました。驚いたことに，その晩はそれ以上何も食べたくなりませんでした。

　2日目，自動販売機に戻って少し違うものを購入しました。この日も，夕食後に冷蔵庫をあさろうという気にはなりませんでした。3日目，自動販売機は魅力的には見えませんでした。もっと美味しいものを食べたいと思い，

あるベーカリーに行って大きなクロワッサン1個とチョコレートファッジケーキをひと切れ買って食べました。**美味しい！** でもその時，とても重要なことに気づいたのです——あの味覚の研究が予想した通り，ケーキの最後の何口かは，最初の何口かほど美味しいものではないということに。

　4日目は忙しくてベーカリーには行けませんでした。そして，自動販売機の中のどれにも心が動かされませんでした。そこで，近所のピザ屋に行き，好みのピザを2枚注文し，座って，ひと口ずつ味わいながら食べました。するとやはり，その日の午後，ずっと満足感が続いたのです。でも，少し不安にもなっていました。ランチに甘いものを食べなかった……ということは，夜遅くにクッキーの棚を空にしたい衝動に駆られるのではないか？　しかし，意外にも，そうした衝動は起こりませんでした。

　週末までには，何が起きたのか明確に理解できました。つまり，これまで禁断の食べ物としていた好物を，罪悪感なく食べてかまわないと自分自身に許可したら，いつもの夜間の過食が，何ら悪戦苦闘することなしに，ずっと減ったということです。加えて，驚いたことに，私はそうした食べ物をより味わって食べており，それどころかガツガツした食べ方は減って，しかも止めどなく食べたいとは思わなくなっていたのです。ほどなくして，これらの食べ物——それに抗う意志の力や自己統制を持ち合わせることは，自分には不可能だろうと感じていた食べ物——は，ごっそりと魅力を失いました。これは大変な驚きでした。私はこの手法をクライアントたちに用いました。そして，それから5〜6年かけてパズルのピースをつなぎ合わせ，マインドフルネスに基づいた減量プログラムを編み出したのです。

　2〜3年間分，早送りしてみましょう。治療に瞑想を用いることは，以前より受け入れられ，一般的になっていました。私は開発中のプログラムの一部を多くの場所で試す機会に恵まれ，その都度，新たな洞察が加わっていきました。コネチカット州ニューヘイブンにある企業で，減量グループの労働者に瞑想を用いた際には，多様な背景をもった人々にとって，瞑想を用いた減量プログラムは心地よく行えるものだという自信を深めました。また，ブラウン大学のカウンセリング・心理サービスでこのプログラムを適用したところ，マインドフルな食べ方には体重にまつわる心配や悪戦苦闘を解き放つ

力があるという，かつての自分の経験を確かめることができました。さらに，ハーバード大学医学部附属ケンブリッジ病院精神科の治療でこれを使う頃には，瞑想が精神的問題を引き起こすのではないかという心配は，あまり抱かなくなりました。プログラムの土台をなす最後のピースは，ウースターのマサチューセッツ大学メディカルセンターの一部門に参加した時に組み込まれました。そこは1980年代，心身相関を医療に取り入れる開発分野で草分け的存在でした。私は他の職務と並行して，ジョン・カバットジンの画期的なマインドフルネスストレス低減法（MBSR）プログラムを使った研究を始め，その研究を手伝うことになりました[7]。食事と体重で悪戦苦闘しているクライアントに，マインドフルネスをベースにした減量プログラムを提供したところ，それにMBSRの要素をいくつか加えることで，さらに治療が効果的になると気づいたのです。こうして，現在のMB-EATの形にぐっと近づいていきました。

　私はこのプログラムの研究を行うために，大学の心理学科に戻りたくなりました。インディアナ州立大学で教鞭を取り始めて間もなく，私は博士課程の学生の一人であったブレンダン・ハレットの研究チームに誘われました。そして，25 ～ 62歳の，むちゃ食い（過食性）障害と体重で悪戦苦闘している18人の女性を対象に，このプログラムの有効性についての系統的評価を開始したのです。瞑想の経験者は誰一人いませんでした。この小規模な研究の結果は大変エキサイティングなもので，私のこれまでの臨床経験が裏づけられることになりました——2 ～ 3週間でむちゃ食いの頻度や程度が半分以下に減り，食事に関するあらゆる苦闘が大幅に減ること。抑うつ感や不安感も減少すること。さらに，マインドフルネスを実践すればするほど，よりいっそうの改善がみられるということです[8]。

　これらの成果に勇気づけられ，私と同僚らはNIH助成による研究に着手しました。最初の研究は，デューク大学のルース・ウォルバー博士がかかわった，過食性障害を有する男女の患者を対象とした大規模研究でした[9]。小規模な先行研究の結果を再現することには成功したのですが，減量に成功する人を予測するのは難しいことがわかりました。たとえば，たった2 ～ 3ヵ月のうちに約10kg落とす人もいれば，体重がいくらか増える人たちもいたの

です。これはおそらく，彼らが生まれて初めて，ほしいものは何でも食べて
いいという許しを得たと感じたからでしょう。この研究でもやはり，成功を
予測する明確な1つの因子は，彼らがどれだけマインドフルネスを実践して
いたかということでした。

　そこで，次のNIH研究にMB-EATプログラムの主要な要素を加えること
に決めました。すなわち，カロリーや栄養学的必要量，また健康的な食べ物
の選択をマインドフルに認識することを学ぶことです。これを私たちは，
「外なる知恵」を涵養すること，と表現しました。また，過食性障害の人と
そうでない人，双方に向けたプログラム構成にすることにしました。本書で
扱っている10週間のプログラムが終わる頃には，参加者は週あたり平均し
て約0.5kg体重を落とし，それをプログラム終了後もきちんと維持していま
した。時間とともに，参加者は，食べ物の選択の際にますます容易に「健康
的な自制」に頼るようになり，悪戦苦闘することもずっと減っていったので
す。近年では，糖尿病やより軽症の肥満関連疾患の人たちにMB-EATを適
用したNIH助成の研究を行い，同様の結果を得たところです。

　参加者の体重減少には個人差があります。最初の2～3ヵ月で10kg程度
落とす人もいれば，最初はまったく落ちなかったけれど，プログラムが終了
してから45kg以上落とす人もいます。そんなに体重は減らない人でも，苦
悩感は大幅に軽くなります。もはや食べ物や，食べたい衝動と闘うこともな
くなります。MB-EATのプログラムが終了するまでには，食のバランスをと
ることが可能となり，マインドフルに食べ，料理の本当の楽しみや満足を経
験できるようになります。魅力的な食べ物がたっぷりのビュッフェ形式のレ
ストランで食事をしている時でさえ，そうできるのです。

　もっと例を挙げてみましょう。たとえば，よりマインドフルになる術をい
ったん身につければ，以前は食べたくてたまらなかった食べ物，美味し過ぎ
て我慢などできず，いっそう病みつきになってしまいそうな食べ物が，それ
ほど美味しいと思わなくなり，魅力も全然感じなくなるのです。参加者はよ
くこんな感想を述べています。「前はこのクッキー（ポテトチップス，ドーナ
ツ）が大好きだったのに，ちょっと聞いて！　本当に前ほど美味しくないん
です」。こうしたおやつを食べるのをやめるのに，自制心や自己統制は必要

ありません。もはや「食べたい」と思わなくなるだけです。本当に食べる価値のある食べ物を，存分に味わえるタイミングを待つというわけです！

　個人的な話をすると，この方法のおかげで，私自身，まったく悪戦苦闘せずにずっとやってこられています。あなたが知ろうとしているまさにこの方法を使って，私は食事がもっと楽しくなり，より少ない量で済むようになり，ついに過食，罪悪感，そして自信喪失というサイクルを終わりにしたのです。あなたも成功を収めることを願っています。

「意志の力」の問題ではない

　「意志の力」を使ってやせようとすると，自分の食事をどのようにするか決めるために外的なルールを用いることになります。たとえば，1日たった1200カロリーだけ食べて，決しておかわりはしない，デザートもなし（果物は例外として）。その次には，自分をこれらのルールに無理やり従わせようとします。オーブンから出てきたばかりの焼きたてのクッキーを思い浮かべてみてください。それは，あなたのおばあさんの特別なレシピで一から作ったものです。もちろん，あなたはそれを食べたい。食べたくない人なんているでしょうか？　ここで，両手のイメージで，「意志の力／自己統制」と「セルフバランス／自己調整」との違いを表現してみましょう。あなたがそのクッキーを手に取ろうとする時，その手首をつかみ，力づくで引き戻そうとするもう片方の手が，意志の力です。その意志の力を強めるために，あなたは食事記録やダイエット仲間，週1回あるいは1日1回の体重測定，そして「ダメ！　食べてはダメ！」という否定的なセルフトークによって，自分を管理するかもしれません。

　自己統制によって減量しようとする時はどうでしょう。その場合は，自分の環境を調整したり，あるいは自分の考えを変えたりするので，意志の力をそれほど発揮する必要はありません。クッキーやポテトチップスの誘惑を避けようと，それらをまったく買わないか，少なくとも見えるところには決して置かないようにします。自分の食事量をもっと多くしたい気持ちを防ぐために，小さなボウルやお皿を選んだり，食事前にお腹をいっぱいにしようと

水をゴクゴク飲んで誤魔化そうとしたり，たくさんのスープを飲んだり，と りたてて美味しいわけでもない，いわゆるカロリーフリーの食べ物を絶え間 なくちびちびかじったりします。ビュッフェ形式のレストランや多めの料理 を出すレストラン，みんなで食べ物を持ち寄る食事会のような場所は，避け ようとするでしょう。ここでもう一度，先ほどの焼きたてのクッキーのこと を考えてみてください。自己統制では，両手は膝の上で固く握りしめられて います。両手がそうしたままである限り，クッキーを取ろうと手を伸ばすこ とはできません。この方法は役に立つかもしれませんし，新しいパターンに つながるかもしれません——でも，クッキーが調理台の上にある場合，あな たがビュッフェ形式のレストランにいる場合，あるいは他の人たちがデザー トを注文している場合には，あまり役に立たないでしょう。

　バランス感覚と自己調整力を鍛えることで減量すれば，その美味しいクッ キーを，生活の中に喜んで受け入れることができるはずです。細胞は，食べ 物が必要である，あるいはもう十分であるというメッセージを発しています。 その体内の自然なフィードバックシステムに耳を傾けることが自己調整です。 自分を駆り立てているさまざまな考えに耳を傾け，そして，それに反射的に 「反応」するのではなく，むしろ「対応」するのです。クッキーが食べたか ったり，お腹が空いていたり，滅多にないようなおやつであれば，美味しく 食べることを選べばいいのです。たとえそれが大きなクッキーであっても ——1回の食事全体と同じカロリー量があるかもしれなくても——恐れるこ とはありません。何口か，あるいは半分くらい味わって，後でもう一度，最 初から楽しめるように，残り半分はラップに包んでおく。そうすることがあ なたにはできるのです。そこには1つひとつの決断はあっても，格闘は存在 しません。あなたが自分の身体や心とつながり，自己調整という自然な力を 引き受けた時，あたかも伝統的な瞑想の姿勢をとっている時のように，あな たの手は開かれ，受け入れ，そして招き入れています。あなたはクッキーを 取ることも，手離すこともできます。身体と心の知恵を使って，バランスの とれた，簡単で驚くべき，ほとんど努力を必要としない選択をしているので す。

　自分の体重や食事をこのように管理できるとイメージするのは難しいかも

しれません。しかし，本当に可能です。それをどのように行うかを，マインドフルネスは示してくれるのです。

マインドフルネスは体重減少にどのように役に立つか

マインドフルネス瞑想とは，単にリラックスすることを意味しているわけではありません。もちろんリラックスすることはありますが。マインドフルネス瞑想とは何かといえば，マインドフルに認識すること，価値判断を手放すこと，そして今あなたが体験していることを受け入れることです。瞑想の訓練は，状況がどんなに抵抗しがたく，圧倒的だと感じようと，マインドフルにとどまる能力を養う助けになります。また2つの鍵となるやり方で体重を減らし，その維持に役立ちます。

「内なる知恵」をマインドフルに認識する

マインドフルになることで，あなたは「内なる知恵」の扉をノックして，中に入ることができます。そうすることで，身体的空腹や満腹感はどれくらいなのか，また食べ物の美味しさが減退して食べ続けても楽しくないと感じるのはいつか，気づけるようになるでしょう。慰めを得るためやリラックスのため，あるいはお祝いのために，どのようにすれば行き過ぎることなく食べ物を利用できるか，その方法を学び，大切にする方法を習得することも，「内なる知恵」には含まれています。「おかわりはダメ」と自分に言い聞かせるのではなく，自分の知恵をガイド役にするのです。自分に次のように問いかけてみてください。「私は本当にこれを食べたいの？　本当にこれを味わいたいの？　私は間違いなく空腹なの？　今もまだ，これを美味しく味わっているのかな？」。その答えは，自分がもうひと口，あるいはもうひと皿おかわりがほしいのか，見極めるのに役立ちます。結果として，3〜4口食べることで，1〜2皿のおかわりと同じ程度の満足感を得られそうだとわかり，不快な思いはずっと少なく済むことになるでしょう。

「外なる知恵」をマインドフルに認識する

選択する際，他人の作ったカロリーや栄養に関するルールに追従するのではなく，「外なる知恵」から情報を得ましょう。栄養と運動に関する情報は非常に多くあり，圧倒されそうになります。あなたはある日，脂肪の多い食品で太ることを知ります。翌日には，ある種の脂肪で実際にやせられるけれども，他の脂肪ではそうはいかないと耳にします。別の日，本を開くと，最適な健康状態のためにはベジタリアンかビーガン（完全菜食主義者）であるべきだと書いてあります。次の日，今度は，炭水化物は避けるべきだと教えられます。

本書では，健康上必要性がある場合には，栄養に関する情報を医師や栄養士と相談しながら調べることをお勧めします。そうして知り得たことを，体重減少，減った体重の維持，健康全般のために身体が実際に必要とする食べ物の種類や量に関する自分自身の知恵として蓄えるのです。この方法では，食べ物を，食べていいものと食べてはいけないものという2つのカテゴリーには分けません。そうではなく，食べるのが好きな食べ物と，好きではない食べ物に分けます。あるいは，たくさんの量をとると健康によい食べ物と，栄養価が低い食べ物に分けるのです。「薬」としての食べ物，これはあり得るかもしれません。「毒」としての食べ物，これはあり得ません。

しかし，カロリー（私が「食べ物のエネルギー」と呼ぶもの）は重要です。自分にとって何がよいバランスなのか知ることは，自由への道です。どのようにしたら，食べ物と，自分の身体が必要とする燃料（食べ物のエネルギー）とのバランスを，強迫的で不安にならず，油断せずにリラックスしてとれるようになってくるのか，それをあなたは見出すでしょう。そうして，徐々に現在の食生活のパターン——長年の習慣であり，毎回ダイエットするたびに戻ってしまうパターン——から，長期間にわたって有効に働く，新しいパターンに転換するのです。

両方の知恵——「内なる知恵」と「外なる知恵」——を用いることで，食事と生活を調和のとれたものにしていきます。

そうすることで，次のことが可能になるはずです。

悪戦苦闘を手放す

多くの人が，マインドフル・イーティングを学ぶ前，次のように言います。起きているほとんどの時間は，食べ物と体重について悩みながら過ごしているようだった，何を食べるか，何を食べてはいけないか，いつ，どのくらい食べるべきか，そして体重への影響はどのくらいなのか，と。マインドフルネスによって，こうした絶え間なく続くような苦闘からあなたは解放されます。チョコレートケーキを食べるかどうか悩むことよりもずっと豊かで大切な生活の領域に，エネルギーと注意を費やすことを学ぶでしょう。

あなたは，長い間に身についた食べ物に対するパターンやかかわり方をもっています。それらを作り変えるにはある程度の時間がかかるかもしれませんが，私のクライアントのマリーのように，開始してすぐに成功し，それが長続きすることもあります。彼女がワークショップに参加して1年後，私は彼女にばったり出会いました。彼女によれば，アイスクリームを再び家に置けるようになり，とても嬉しくて興奮しているとのことでした。彼女はかつて大量のアイスクリームをむちゃ食いしていましたが，ワークショップ後の数ヵ月間，家にはアイスを置きませんでした。そして，たまにご褒美としてレストランで少量のアイスや，（アイスの）コーンを楽しみました——心の底から味わい，楽しみながら。すると，自分がそう好きでもないバニラやストロベリーなら，家に置くことができるのがわかったそうです。でも最近は，大好きなチョコミントチップを家に置いても大丈夫であることがわかり，時々ほんの少しだけ食べているそうです。

マインドレスな食事から，マインドフルな食事へ

食べるかどうかの判断はミリ秒単位で起こります。たとえば，「もっとほしい」「もっと少なくていい」，あるいは「これをするのは怖いから，あっちをすることにしよう」「これを食べればもっといい気分になるはず」など。気になって頭がいっぱいになっているのに，判断をしている事実に気づいてさえいないことがよくあります。気づくことができれば，そのサイクルを中断して，次の瞬間に自由を得ることができます。私たちの自動的な「反応」を，マインドフルな「対応」に変えることができるのです。瞑想実践とマイ

ンドフルな観察を通して，価値判断をすることなく，何が起こっているのか
を認識する方法が身につくでしょう。空腹や満腹，あるいは満足とはどうい
うものかに触れ，不快感のない喜びに満ちた状態とはどんなものかを知るの
です。食事をめぐる意思決定をどのように行えば，それが苦しいものではな
く豊かなものになるのか，その方法を学びます。私たちには膨大な選択肢が
与えられています。圧倒されたり，不必要に限界を決めたりすることなく，
いかに立ち止まるか，豊富な選択肢についていかにマインドフルに認識し理
解するかを学んでいくのです。

自分をつまずかせる考えに気づく

　私たちは，毎回の食事に過去の歴史を持ち込んでいます。たとえばワーク
ショップの参加者たちは，母親が「食べ物は無駄にしないように」といつも
言っていたので，お皿に食べ物を残すのに悪戦苦闘する，と私に言います。
そこで私が，「あなたのお母さんは今この部屋にいるの？」と尋ねると，誰
かが冗談めかして「ええ，母はたしかにここにいます」と答えたりします。
私は，「昔，お母さんがあなたにするようにと言ったのに，今はもうやめて
しまっていることが，他にあるんじゃないかと思うのですが？」と聞きます。
すると会場は一瞬シーンとなります。そうして，みんなが一斉に「ええ，あ
ります」と声をあげます。
　本書では，実際の，または想像の中の母親が何と言おうと，安心してお皿
に食べ物を残す方法を学びます。そして，あなたの食事に強く影響している
他の役に立たない考えにも気づき，対応するのです。あなたは何度，意志の
力と欲望との闘いに敗れて，「あとちょっとだけ食べよう」と自分に言って
きたでしょうか。そして，少しずつ，さらに食べたのではありませんか。そ
して，「やってしまった」と感じながら，お腹が不快で気分が悪くなるまで
食べ続けたのではないですか？　この「やってしまった」サイクルには，多
くの場合，「どうせ自分をコントロールすることなんてできないんだ。なん
でそうする必要があるの？」というような敗北感が影響しています。このサ
イクルを克服する秘訣は，意志の力の強化とはまったく関係ありません。身
動きできず，選択肢が何もないように感じるかもしれませんが，マインドフ

ルネスの力を使えば，方法はあるのです。好きな食べ物を楽しむのと同様，強い否定的な感情，食べ物への渇望，罪悪感，その他の引き金があってもいいと考えられるようになれば，徐々にこのサイクルを崩し，「内なる知恵」を取り入れ，そして食べる時に自由を感じることができるようになります。

食べ物の規制から離れる

自分を規制しようとする考え——その方法が雑誌，仲間あるいは体重計のいずれであっても——は，反抗心や，「誰が食べてはいけないなんて言っているの？」とささやく内なる声を生むきっかけとなります。マインドフルネスでは，この自己規制から離れ，自分自身を理解し育む姿勢へと転換します。食べ物を記録することは役に立つでしょうか？　役立ちます。第6章で，誰かがあなたを監視しているようなものではなく，好奇心と探求心をもって行う，まったく異なる記録の仕方を教えます。

カロリーへの不安を手放す

以前，同僚の中に，カロリーを非常に恐れるあまり，その言葉を口にすることさえ好まず，食べる量の確認を絶対にしない人がいました。毎日何を食べたか計算して，10 〜 20カロリーのようなちょっとした量にこだわる人もいました。本書では，予算の範囲内でお金を管理するのと同じように，日ごとの絶対的な一定量ではなく，最低守るべきラインに目を光らせるような柔軟なやり方で食事を管理する方法を学びます。

あなたへの願い

私がワークショップで好んで見せる漫画があります。罪の意識にがんじがらめになった，連載漫画のキャラクター，キャシーの話です。キャシー・ガイズワイトという漫画家によって創作されたものです。キャシーは食べ物，愛，家族，仕事に悪戦苦闘しています。彼女は手近なところに置かれたクッキーの箱の誘惑に負けないよう，身体を椅子に縛りつけていますが，30センチ先にあるクッキーに手を伸ばして，まだ取ろうとしています。私がこの

漫画を見せると，いつも誰もが笑います。なぜなら，これは，参加者のほぼ全員が経験している闘いだからです。闘っているのはあなた一人ではありません。あなたはその闘いから自由になることができるのです。

　私は，食行動の心理学について研究し，マインドフルネス瞑想を学び，そこで得たスキルを20年以上にわたって何百人ものクライアントやワークショップ参加者に教えてきました。こうした経験を経て，現在，強く確信していることがあります。それは，一人残らず全員が，徐々に葛藤を減らして，個々人の食事や食べ物との関係を改善し，美味しい食べ物がより少量で済む方法を見つけ，もっと味わえるようになる，ということです。

　あなたは実際に，デザートとしてたった半分のクッキー，間食として数枚のポテトチップスを，心から楽しめるようになるでしょう。不安になることなく，休日の夕食を無難にとることができ，「気晴らしの食べ物」の「気晴らし（comfort）」という言葉を，本来の「満足感をもたらす」という意味に戻すことができるはずです。また，数十の食べ物が目の前に並ぶ立食パーティーに行くこともできるようになり，無理をしていない自分に気づき，自由な気持ちを感じることもできるでしょう。食べる量がこれまでより少量でありながらも，満足感は増すはずです。

　これらすべてを1日で行うことはできないでしょうし，来週や来月になっても，まだ難しいかもしれません。しかし，重要なスキルを学び練習することで，最終的には，例外的なことではなく普通のことだと先に説明したような経験が可能になるはずです。大好きな食べ物が全然食べられないという喪失感を抱くことなく，何kgも体重を減らし，維持することができるのです。

　痛みや不安を抱き続けるのではなく，味わいや栄養，満足感とのつながりを深めることができます。悪戦苦闘を手放し，味わいや楽しみ，食べ物の味と食べる楽しさを喜んで受け入れることが，もう一度できるようになるのです。本書では，そのためにどうすればよいかを示します。

　さあ，始めましょう。

第2章

....

マインドフル・イーティングの習慣を培う

　本書は，私や他の研究者が行ってきたこの数十年間の研究をもとに構成されています。それは，過食に影響を及ぼす心理的要因の検討です。本書にはさまざまなアプローチが盛り込まれていますが，マインドフルネスが全体の基礎となっています。

　マインドフルネスは比較的新しい言葉かもしれませんが，普遍的な真実を示しています。私たちの人生における悪戦苦闘や苦しみの多くは，ほしいものへの過剰な執着から生じ，問題を起こし得るものへの恐怖と結びついています。マインドフルネスは，シンプルに自分を観察し，他の可能性を考えることで，この悪戦苦闘から解放してくれるのです。

　マインドフルネスはすべての人のためにあります。古い仏教徒の実践に由来するとはいえ，私たち「全員」が——信教にかかわらず——立ち止まり，注意を払い，反応するかわりにただその瞬間に気づき感謝するスキルを培いさえすれば，実践できるものなのです。マインドフルネスの種はあなたの中の，人間に備わっている基本的な能力です。あなたはそれを培いさえすればいいのです。マインドフルネスは何年も勉強しなければならないものではありません。輪廻転生やカルマを信じている必要も，ヨガマットを持っている必要もなく，足を組んで床に座ってヨガをする必要もありません。私はさまざまな背景や宗教をもつ人々にマインドフルネスを教えてきました。あなたの現在の問題が食べ物や体重のことであっても，宗教的な信念のことであっても，マインドフルネスは，食べ物や身体へのかかわり方を変える手助けを

してくれます。

やってみよう

　自分にはマインドフルになる素質がないと心配かもしれませんが，安心してください。あなたはこれまで何度もマインドフルになっています。さあ，1日，1週間，1ヵ月を振り返って考えてみましょう。立ち止まって，夕日やきれいな虹を心から味わうことがありましたか？　赤ちゃんの顔を覗き込んだことは？　立ち止まって花の香りをかいだことは？　もしなければ，今週，何か1つを見つけてみましょう。その体験を言語化したり，評価したり，どんなふうに自分が反応するか気にする必要はありません。ただそこにいればいいだけです。その1つひとつのことがマインドフルネスなのです。

マインドフルネスとは何か？

　マインドフルネスを行う際は，ありとあらゆる体験にマインドフルになろうと無理に試みず，最も大事なことに集中しましょう。判断することなく，種々の身体感覚（空腹感や味覚のようなさまざまな感覚），いろいろな感情や考えといった「内的世界」と「外的世界」（たとえば目の前にある大好きなスナック菓子の栄養価）の両者に，意図的に注意を向けます。

　マインドフルネスはその瞬間に培うことができます。それは，あなたが価値があると考えているものに注意を払うようにした時にだけ可能です。ひとたびそうしたならば，その体験がいつもよりとても新鮮に感じられることに驚かされるはずです。車の運転や，ガーデニングのために歩くといった，いつもの行動を考えてみましょう。あなたの心がさまようと，どんなことが起こるでしょう？　あなたの考えは，すぐに悲観的な自己判断へと飛んでいきますか？　それとも空想に飛びますか？　あるいは他のすべきことに向かいますか？　目の前のことを楽しんでいますか，それをうまくやれています

か？　ボーッとして，雑草でないものを引っこ抜いてしまったり，洗剤を入れずに食器洗浄機をスタートさせてしまったりしていませんか？

　今度は，ものごとにマインドフルな気づきを働かせた時のことを考えてみましょう。あなたはそれをすでに折に触れて体験していると思います。たとえば，コオロギの鳴き声や，植物の新芽の色にすっかり夢中になって楽しんでいる時，あるいは，もっと込み入っていますが，買い物でとても必要なものを買うのに没頭している時などです。こういったことがマインドフルネスなのです。

　他のスキルと同様，マインドフルネスも鍛えるにつれ向上していくのですが，瞑想実践をどこで行うかにより違いが生まれます。座って瞑想することによって，マインドフルなままでいる能力を高めることができます——会話中，運転中，とくに食事中に。座って，心とともに息を吸って吐く呼吸を観察していると，注意を向ける能力やマインドフルに認識する能力，そして気づきの能力が研ぎ澄まされていきます。呼吸をマインドフルに認識するスキルを身につけると，自分の空腹感や満腹感，さまざまな感情や渇望，楽しみなどをマインドフルに認識できるようになります。このマインドフルネスのスキルを使うと，あなたの注意がその瞬間引き寄せられるものにではなく，あなたが注意を払いたいことに注意が向くようになります。

　マインドフルネスはまた，さらに深い「賢明な心」に進み，それに触れることを可能とします。心には，いくつかの思考の質のレベルがあると考えてみてください。その表面には「さまよう心」や「おしゃべりな心」があります。それは，その日のいろいろな計画や買い物リストに関する考え，ほとんどとりとめのない堂々めぐりの考えや記憶であり，パーティーで耳に入ってくる会話の断片のようなものです。この「さまよう心」は研究対象としても注目されており，悩みや心配の中に私たちを引き入れる可能性を有しています。しかし同時に，分析的に調べて判断し，思案し，問題を解決し，ひょっとすると人生の問題を深く考えるような，より深い「考える心」へと私たちを引き入れる可能性もあるのです。こうした種々の考えが落ち着くと，私たちは「賢明な心」とかかわることが可能となります。その時，統合され，創造的で，心が引きつけられるような，地に足がついた真実として感じられる

新しい見通しが生まれるのです。最新の驚くべき神経科学研究により，瞑想を行う者は，経験を重ねると，「さまよう心」のコントロールが向上し，大脳前頭領域が司る統合機能へのアクセスが高まることが確かめられています。この事実は，瞑想の初心者でも，はっきり知覚できる平安，落ち着き，賢明な判断を行う英知，ものごとの本質を見抜く洞察が得られることを示しています。これは，思考プロセス，感情，意思決定，人間関係や精神生活などあらゆる領域で起こり得ます。

「賢明な心」を活用することは，食事においてはとくに重要です。私たちの食行動は，たいてい，自動的に行われているように見えます。しかし，その決定には，私たちという存在のすべての要素が含まれているのです。私たちがよく考えたうえで選択を行っていることは確かです。たとえば，何の料理を作るか，メニュー以外の注文をするか，冷蔵庫あるいは食器棚から選ぶか，など。しかし，こうした選択に至る際にどのように考えたかに気持ちを向けることはほとんどありません。それでも，少しでも瞑想を経験したことのある人であれば，いつもの「おしゃべりな心」や「さまよう心」をわずかの間でも手放すことで，食べ物を選ぶという難しい選択にどう対処するか，説得力のある考えを得ることができるのではないでしょうか。

マインドレスな食習慣を打ち破る

マインドフルネスは1つの習慣です。本書はその習慣を身につける手助けをします。マインドフル・イーティングを実践していくことで，いつものようなマインドレスな食習慣が減っていくでしょう。

映画館で，カップに入ったポップコーンを注文した時のことを想像してみてください。あなたはそれを席に持っていき，座ります。あなたの手は，絶え間なくポップコーンのカップと自分の口の間を行ったり来たりします。あなたはそれにほとんど気づきません。映画に夢中になっているために，ポップコーンの味にはあまり注意を向けず，ただ食べ続けるのです。

ようやく手がカップの底に届き，ポップコーンのかけらを探し回りますが，何も見つかりません。コーネル大学食品商標研究所所長であるブライアン・

ワンシンクは，ポップコーンが古く硬くなっている時でさえも，こうしたことが起こることを明らかにしました。⁽⁴⁾カップのサイズによりますが，Mサイズのペパロニピザ2枚に相当する1200カロリーも摂取してしまうことになります。しかし，それでも十分な量を食べられなかったかのような感じが残るのです。

　もし映画を観る時だけマインドレスに食べるのであれば，とくに問題はありません。しかし，私たちは，他の多くの時もマインドレスに食べる傾向にあります。職場で同僚の近くを通る時，お菓子の入った瓶を見つけるとチョコを1個つまんでしまいます。ポテトチップスを食べている恋人の隣にたまたま座っていると，お腹が空いていないにもかかわらず，2〜3枚，次にはもっと，つまんでしまうかもしれません。そこにあるからというだけの理由で，必要以上に大盛りのラザニアを平らげてしまうこともあります。

　私たちの周りには多くの食べるきっかけがあり，すぐさま反応が引き起こされます。ちょっと目に入ったり，匂いがしたり，食べ物に関する思いが浮かんだりすると，クッキーやポテトチップス，スナックボウルに手を伸ばし，自分の口に数百から数千カロリーもの余剰カロリーを詰め込んでしまいます。しかし実際には，それらを心から楽しめているわけではありません。つまり，もっと食べたい自分と，それに抵抗する自分との葛藤の中に投げ込まれているのです。

　さらに悪いことに，私たちはマインドレスな食べ方ではたいてい満足できないばかりか，心の中ではむなしく感じ，それなのに不快なほどお腹がいっぱい，ということが起こります。それは，私たちがマインドレスに食べる際には，身体が発するシグナルからかけ離れた状態でいるためです。身体はいつも私たちとコミュニケーションをとっており，耳を傾けようとしさえすれば大切な情報を提供してくれます。私たちは知恵を働かせてそれに応えることができます。しかし注意を払わなければ，私たちは空腹からも，満腹からも，そして喜びからも離れたところに置かれるのです。

　マインドレスな食べ方をしていると，栄養価についてもまったく知らないままになります。昼食がだいたいどのくらいのカロリー（食べ物のエネルギー）だったか，知っていますか？　それは午後から夕食までの時間を過ごす

のに必要なだけの量でしたか？　低カロリーのサラダを食べていたら，それにかなり不足したでしょうか？　逆に，ファストフード店に行ってスーパーサイズを注文したら，多すぎたでしょうか？　自分の体重を維持するのに，どのくらいのカロリーが必要か知っていますか？　1kg落とすにはどうでしょう？　1kg増やすには？　あなたが目標とする体重の維持のためには何カロリー必要でしょうか？

　自分が何をしているか意識せずにただ反応している場合，結局，私たちはコントロールを失い，選択の自由を失ったと感じることになります。その結果，不安，抑うつ，摂食障害，あるいは依存行動が起こるのです。それは1つには，マインドレスな食べ方には，マインドレスな考えが含まれているからです。食べる引き金となるものに触れた時——それが視覚的なものか，心理的なものか，社会的なものかにかかわらず——私たちは，ある1つの考え（または数種の考え）でそれに反応します。しかし，その反応はたいてい非常に早く瞬間的に起こるので，気づくことができません。それが比較的少量のむちゃ食いか，正真正銘のむちゃ食いかにかかわらず，無数のあらゆる考えが，過食の破壊的なサイクルの引き金になり得るのです。私たちは多くの場合，「ひと口ならとくに問題ない」などと自分自身に言い聞かせていることに気づいてもいません。これらの考えには無理もないものもありますが，最初のひと口，その次のひと口，そして結局はその先のもっと多くのひと口を正当化するための習慣に過ぎないのです。

　マインドレスな食べ方の最悪の特徴は，そのせいでより多く食べる結果となってしまい，楽しみもより少なくなるということです。それは，食べるものの選択肢や食料が豊富でなく，多くの人が過酷な肉体労働に何時間も耐え抜くためだけに身体に燃料が必要な社会状況下でならば，意味があるかもしれません。しかし今日の社会は，多くの人にとってそうしたものではありません。

制限する食事習慣を打ち破る

　もしかすると，あなたは本書を読みながら，自分にこう言っているかもし

れません。「自分がマインドレスだったらよかったのに。でも自分はそうではない。毎日，毎回の食事で，自分の食べるひと口のことを考えている」。これが「制限する食事」です。それはダイエットのマインドセット（固定された考え方）であり，食べ物を少し口に入れるごとに過剰な知覚反応を引き起こし，食べ物を「食べてよいもの」vs「食べてはいけないもの」という白か黒かのカテゴリーに分けるものです。

　砂糖はダメ
　揚げ物はダメ
　バターはダメ
　肉はダメ
　乳製品はダメ
　パッケージ食品や加工食品はダメ
　グルテンはダメ

　あなたはおそらく，この食べ物は塩，脂肪，砂糖など中毒性のある組み合わせを含んでいるとか，心臓病や糖尿病などの健康問題を引き起こすといったことを耳にしたり学んだりしてきたはずです。また，ある種の環境――ビュッフェ形式や食べ放題のレストラン――では食べ過ぎが助長されることを本で読んだり経験したりし，そうした場所は避けるべきだとも。
　あなたは慎重に考えた末，もっともな理由から，こうした食べ物や環境を控えようと決心したのでしょう。そこには苦闘などないわけです。このルールのおかげで自分の人生がもっと楽になるとさえ感じるかもしれません。私たちは食べ物に関する選択に翻弄されているのです。たとえば，「ベーコンエッグかオートミール，どちらを食べるべきか？」とか，「ハンバーガー，それともサラダのどちらにするか？」とか，「パスタかブロッコリーか？」などです。厳格なダイエット法は，これらの意思決定をシンプルにしてくれます。なぜなら，そうすれば多くの食べ物が「食べてはダメ」のカテゴリーに入るからです。禁欲は，たしかに特定の食べ物の誘惑を減らすことができます。しかしながら，それは持ちこたえようと我慢しているというよりも，

「まったく食べない」とあきらめの姿勢で臨んでいる場合にだけ可能です。

　問題は，多くの人にとって，「食べてはダメ」というマインドセットは，極端に食事を制限することになるということです。私たちは魅力的な食べ物で溢れている世界に住んでおり，これを避けるのは困難です。たとえビュッフェ形式のレストランを避けられたとしても，次に予定されている持ち寄りの食事会の間，どうすればよいのでしょう。船上で食事を楽しむクルーズに参加するとしたら？　栄養価が高いにもかかわらず，食べ物がビュッフェ形式で出されるようなヨガの研修に行くとしたら？　いろいろな種類の食べ物が出される交流イベントも避けるのでしょうか？　多くの人にとって，家でしか食事をせず，しかも食欲をそそる食べ物はまったく家に置かず，揚げ物の匂いを漂わせるレストランに決して近づかないというのは，現実的ではありません。

　この食事制限というマインドセットは，食べたり他の人たちとつながったりするという人生の楽しみを少なからず減らします。なぜなら，食事制限をしている多くの人は，自分のリストに載せているすべての「食べてはダメ」な食べ物のせいで，友人と一緒に何か食べたり，誰かに料理を作ってもらったりするのは難しいと思うからです。ずっと日本に行きたかったのだけれど，ほとんどの日本食には白米が含まれていると聞いてしまった，と私に話してくれた女性がいました。彼女は，二度と白米は食べないと決めているので日本には一生行けない，とがっかりしていました。彼女自身の柔軟性のない食習慣のせいで，世界の特定の場所をすっかり立ち入り禁止区域にしてしまったというわけです。

　『A New Earth（ニュー・アース—意識が変わる　世界が変わる）[5]』の著者エックハルト・トールは次のように記しています。「あなたが闘えば，それが何であってもそれはより強くなり，あなたが抵抗すれば，それは持続する」。あなた自身，身をもってそう感じてきたことでしょう。自分自身に「もう砂糖はとらない」ということを課したら，何が起こりますか？　砂糖の入った食べ物のことを考え始めるでしょう！　我慢すればするほど欲求はさらに強くなり，欲求は我慢する力を圧倒します。一方でダイエットをやめると，過剰な知覚反応から正反対の領域，つまりマインドレスな状態へと変化してし

まいます。どちらか選択することを慎重に中止し，カロリー計算もやめることで，体重は正常に戻っていきます。

　このように「食べてもよい」とか「食べてはダメ」と食べ物を分類することで，不必要な苦痛や苦労が引き起こされます。食事制限を行っている人は，たいてい自己判断から抜け出せずにいます。制限を守れていれば肯定的な自己判断をし，そうでなければ否定的な自己判断をします——「これを食べてしまったからダメだ」「あれを食べるべきではなかった」「これを食べてよいとしてしまうなんて，自分は弱い人間だ」というように。そしてまた，「食べてはダメ」というマインドセットは，食べ物に全権力を与えています。私たちの脳の活動パターンは，気づきと注意によって動かされ，欲求と嫌悪によって強化されます。したがって強い欲求が存在する限り，それと闘い続けても取り除くことは不可能です。明らかに生理学的に依存性のある物質——ニコチンやアルコールなどほとんどのドラッグ——に対しては，それを断つことが唯一の解決策でしょう。しかしながら，私の経験からいえば，いわゆる食べ物依存症というものは，本質的にはほぼ完全に心理的なものです。満足感を与える食べ物は当然，脳に影響し，ドーパミンを増やし，渇望を引き起こします。しかし，依存の感覚があろうとなかろうと，ほとんど誰にでもそうした影響が生じます。[6]

　マインドレスな食べ方と制限を課す食べ方の間を行く方法があります。それは，両者を行ったり来たりすることではありません。両極の間のバランスを見出すということです。そこでは，柔軟性，意識的な選択，楽しみが交わります。自分が何よりも求めている食べ物だとわかっていても，それをマインドフルに味わうことを身につけたなら，驚くような，パワフルなことが起こります。それらを食べることを，初めて楽しめるということです。3個のシュガードーナツを一気に食べる——ひと口ごとに心から味わうことなく，その間ずっと罪の意識や深い後悔を感じながら——のではなく，たった半分のドーナツを，ひと口ずつ美味しく味わいながら食べることができるようになるのです。マインドフルネスの力によって，注意や気づきがもたらされ，それまでのような強く条件づけられた押したり引いたりの反応は生じなくなります。その結果，生まれつき備わっている身体の自己調整のプロセスが機

能するようになるのです。

　以上のことはすべて，ボブが話してくれた体験から理解できます。ボブと
その友だちは，食べ放題形式のビュッフェにしょっちゅう行っていました。
「飲み友だち」のいる人もいますが，彼の場合は「食べ（グルメ）友だち」
がいたのです。彼らは一緒に大量に食べ，またそれを楽しみにしていました。
しかし，ボブは自分の体重が心配になり，私たちのプログラムに参加するこ
とになりました。

　多くのダイエットの専門家なら，ボブに対して，ビュッフェは誰も抵抗で
きない誘惑に満ちているから，ダイエット中なら行くのは絶対やめるように
忠告したはずです。

　私はそのかわりに，彼がお気に入りの気晴らしをしながら体重を減らす方
法を見出す手助けをしました。プログラムが終わるまで，ボブは友だちとビ
ュッフェに行っていましたが，彼は体重を減らしたのです。何が変わったの
でしょう？　こうした食べ放題のレストランに行っても，ボブはもう過食を
することはありませんでした。彼はただシンプルに試食し，一番食べたいと
感じたものを少量つまんで，味わい，ひと口ひと口を本当に美味しそうに食
べていたのです。

マインドフル・イーティングの習慣を培う

　マインドフル・イーティングは，マインドレスな食べ方と，制限を課す食
べ方の中間にある食べ方です。それにはいくつかの原則があります。

原則1：あなたの心と身体が何を必要としているのかを知っているのは，
あなただけ
　あなたがどれくらい空腹なのかとか，あなたがお腹いっぱいと感じるほど
十分食べたのがいつかといったことは，誰もあなたに教えることはできませ
ん。あなたがどれくらい食べると満足するのか，あなたの友だちにはわかり
ません。レストランのキッチンにいるシェフでも，巷のダイエット法でも同
様です。

36

あなたが「内なる知恵」——自分の空腹感や満足感，心地よさなどへの気づきから得られたもの——を利用し，「外なる知恵」——食べ物のエネルギーや栄養学など知識から得られたもの——とのバランスを取り始めると，自分の健康，体重，人生にとって，賢明かつ柔軟な決定が下せるようになっていくでしょう。

原則２：自分の考えや感情は，情報として自分に知らせるために使う。自分を罰するためには使わない

パート２の実践編では，「○○すべき」「○○すべきでない」という考えにとらわれるのではなく，むしろ自分の身体や食習慣，ある食べ物に対する欲求や過食欲求，また気分をあるがままに受け入れる生き方を学ぶことになります。これは，「こうでなくてはならない」と考えるやり方ではありません。「こうあるべき」と考えてしまうものごとに反応するというよりも，そうしたことに対して，価値判断を伴わない気づきをただ働かせるということです。この気づきは，あなたが本当に食べたいのか，どのくらいの量で満足するのか，これまでより賢明な判断を下すのに役立つでしょう。

原則３：「悪い食べ物」はない

たしかに，他の食べ物に比べて栄養価が高いものはあるでしょう。しかし，完全に禁止すべき食べ物は存在しません（あなたにとってその必要があるなら話は別ですが）。食全体のバランスがとれていれば，好きなものを少量味わうことで，体重増加や病気につながることはありません。本当に，罪悪感なく（適度に）楽しむことができるのです。絶対良い，または絶対悪い食べ物があるのではなく，あなたが選んだ食べ物から得られた価値や満足度に程度の差があるということです。

原則４：カロリーはとても重要

少ないカロリーで満足することに「内なる知恵」が大きな役割を果たす一方で，「外なる知恵」を培うこともあなたの成功を左右します。もし予算が限られていれば，食べ物を購入する際にその都度確認するのではなく，値札

をしっかり見て店を比較しながら，買えるかどうかだいたいのところを把握するはずです。食べ方についても同様のやり方を学ぶことになります。自分が摂取している，あるいは摂取したい食べ物のエネルギー量，自分の必要エネルギー量，特定の食べ物が健康に与える影響について知っていれば，どういう食べ物をどれだけとれば最も適切なのか，そしてそれはなぜなのか，より賢明に決めることができるでしょう。好きな食べ物であれば満足のいく量で選ぶことができるようになり，それほど好きでも必要でもない他の食べ物は控えようとするでしょう。

原則5：「内なる知恵」と「外なる知恵」は協働する

　これら2つの知恵は渾然一体となっており，マインドフルな状態から生まれるものなので，あなたは効果的に心に意識を向けられるようになります。「食べたい」といういろいろな思いや感情，衝動が生じていることを冷静に認識すると，自分がそれをどう扱いたいと思っているのかを考える余裕が生まれるでしょう。「ちょっと食べよう」と判断する時もあれば，「もっと食べよう」と判断する時もあるかもしれません。その選択は，自分を導いてくれるマインドフルネス，時間，また状況とともに変化するのです。

原則6：意志の力や罪悪感に頼ると，不満足や苦闘が生じる

　「意志の力」「罪悪感」を，「調べること」「理解すること」に置き換えてください。そして，「食べたい」という欲求を心に呼び起こさせるようなすべての思い，考えや感情——それがポジティブであれネガティブであれ——に触れ，感じるように自分を導きましょう。

原則7：あなたと食べ物とのかかわりは切り離せない

　ひと口ずつ味わっている時のあなたの心の状態次第で，考えや感情はポジティブにもネガティブにもなります。

原則8：ひと口ごとに喜びは見つけられる

　マインドフルになると，ひと口ごとに喜びを取り戻すことができるでしょ

う。あなた自身を育み，また生気をもたらしてくれる食べ物を大切にすることで，自分の経験を楽しむのです。

　原則9：あなたの人生は，あなたがどう食べるかよりもはるかに重要
　みなさんが本書のプラクティスを通して，栄養を与えてくれる食べ物とのかかわりを発展させ，これから先，人生のバランスがとれるようになることを願っています。あなたは，絶え間なく続く悪戦苦闘の中に身を置くのではなく，自分が責任をもった人間であることに気づき，食事や体重の心配よりも自分の人生のほうがずっと大きい問題だと認識して，自由の感覚を体験するでしょう。しかも，これら人生の他の領域は，気づき，注目し，そして評価を受けるのにより値するもののはずです。

・・・

　マインドフル・イーティングとは

　価値判断せずに，食べ物や食事で感じることに意識的に注意を払うこと。
　すべての瞬間に，内側（いろいろな考えや感情，空腹感，味覚，満腹感など）と外側（さまざまな食べ物の栄養価など）の両者に気づくこと。
　身体的な空腹感と，さまざまな強い感情や考え，社会的プレッシャーのようなその他の食行動への引き金となるものとの違いを正しく理解すること。
　自分が楽しめて，身体に栄養を与えてくれる食べ物を，できるだけ多く食べる選択をすること。
　ひと口ずつ，噛むごとに，変化し，展開していく食べ物の味を感じること。
　胃の満腹感がどのように生じるのか，また十分に食べ終わったならどのように感じるのか，気づくこと。
　食べ物の栄養価やエネルギーに関する情報は，自分の個人的ニーズに合わせるため，また何をどれだけ食べるべきかの選択に活かすために用いること。
　食べ物についての不安や心配からエネルギーを解放し，人生における他の重要な領域にエネルギーをあてること。

・・・

第3章

....

本当の空腹感とつながる

最初のひと口に導くもの

　これまでに，台所でポテトチップスの袋に手を突っ込み，塩味のサクサク感で口の中がいっぱいになっている自分に気づき，不思議に思ったことはありませんか？　「いつの間にここに来たんだろう？」と。あるいは，何かのレセプションで，ウェイターが揚げ物で山盛りのトレイを持って通りかかった時，あなたは手を伸ばしてそれをつかみ，口に入れます。また別のウェイター，そしてまた別のウェイターが通りかかると，次々に手を伸ばし，口に入れてしまう。本当は空腹ではなかったので，頬張る必要はなかったのに。ましてや美味しそうだったわけでもないし，食べたかったわけでもありませんでした。ただ単に，それがそこにあったから食べていたに過ぎなかったのです。

　あなたの食べ方には，食べている時思い出せないほどに無意識な場合があるのかもしれません。1日を振り返って何を食べたか話すように言われても，あなたはおそらくすべてを思い出すことはできないでしょう。メインの食事は思い出せるかもしれませんが，会議の前に同僚からもらったひとかけらのチョコレートはどうでしょうか？　毎日決まって200カロリーを記憶すらなく摂取していることだってあり得ます。

　それは，現実に，私たちの食べ方がいかにマインドレスになり得るか，ということなのです。

　私のコーネル大学の同僚，ブライアン・ワンシンクによると，私たちは，

1日に平均して200〜300回の食事に関する意思決定を下していますが，ほとんどの場合，どうしてその決定をしたのか，ごく一部しか気づいていません。ワンシンクはそのキャリアの大半を，私たちをマインドレスな食事へと導くきっかけ（トリガー）についての画期的な研究に費やしてきました。夕食用のお皿のサイズから，社交場面，気分や考えに至るすべての事柄が，いつ，何を，どれくらい食べるかに影響を与え得るというわけです——それらは多くの場合，マインドフルに認識されることはありません。

　トリガーは，職場の休憩室に同僚が置いた手作りのブラウニーや，店舗にある無料の試食品のような目に見えるものの場合もあれば，その他の感覚に訴えるものの場合もあるでしょう。たとえば，近所の人が焼くステーキのよい香りや，同僚の仕事スペースから響いてくる何かをボリボリ噛む音。自分がいるテーブルの全員が食前酒や前菜を頼んだり，友人があなたにグラスワインを手渡したりすれば，それは社交の場でのプレッシャーになります。こうしたトリガーは，あなたが空腹であろうとなかろうと，毎晩食べるアイスクリームや，毎日ほぼ同じ時間にとる夕食の習慣からもしばしば生じます。そうして，欲求を満たして慰めを得ようと食べ物に手を伸ばしたりして，食べることで自然に自分を癒しているのです。

　こうした食のトリガーに終わりがないのは，それを取り除いたり避けたりしても，通常は裏目に出るからです。たしかに，非常に食欲をそそる食べ物を家に置かないとか，クッキーとポテトチップスを注意深く包んでしまっておくこともできます。しかし，あなたが行くところすべてからトリガーを取り除くことはできません。どんなに気をつけても，食べ物が置かれている状況に遭遇するものです。パーティーでも食べ物は提供されるでしょうし，心地よい匂いは買い物中や映画館で席についている時にも漂ってきます。

　そのかわり，自分の細胞がエネルギーを必要としている時がいつなのか，身体が教えてくれる手がかりに耳を澄ますことは可能です。それは主として，パーティー会場やモール，映画館にいる時に，身体的な空腹を感じて食べるということです。本当の空腹感とつながることが，マインドレスな食事を最も強力に抑制する方法の1つなのです。

身体的空腹感とは何か？

空腹感は，自然で正常なものです。それは身体に蓄えられたエネルギーを使ってしまったというシグナルであり，有用なものだと考えてみてください。

血糖値が下がると，身体的空腹感は増大します。最初は，胃が空っぽな感じがして，不快に感じるかもしれません。新しい食べ物のエネルギーが入ってこなければ，身体は，燃料として蓄えていたエネルギーを燃焼させ，しばらくの間，空腹感を抑えます。けれども，結局は，そのシグナルは以前より強力になって戻ってくるでしょう。この時点で，空腹は切迫した，非常に強いものだと感じられるかもしれません。胃の不快さに加えて，めまいがしたり，イライラしたりするかもしれません。

こうした感覚によって，身体は，胃腸が直前の食事の処理を終了したこと，そしてエネルギーを燃焼するために全身の細胞がもっと多くのブドウ糖を必要としていることを，あなたに伝えています。身体の中のあらゆる細胞は，毎日，食べ物のエネルギーを必要とします。けれどもさまざまな理由で，そのシグナルをマインドフルに認識し損なうことが起こるのです。あなたは実際，シグナルに気づくことなどまったくなかったかもしれません。あるいは，そのシグナルからいっそう遮断されてしまう，多くの厳しいダイエットの最中だったかもしれません。あるいは，ストレスの真っ只中で，注意を他のすべてに向けなければならない状況だったかもしれません。

マインドレスに食べると，身体的な空腹と，それに似た他の感覚とを識別することは難しくなります。喉の渇きを空腹のように感じる人もいます。私たちの身体というものは，より多くのカロリーを本当に必要としているかどうかに関係なく，空腹を感じる習慣を身につけてしまうのです。つまり，午前11時に軽食をとっても，いつも正午にランチを食べていれば，時間がくるとお腹がグーっと鳴ることもあるということです（「外なる知恵」を使うと，今日はランチを少し遅らせたほうがよいとわかるかもしれません[(2)]）。

食べ物に即座に手を伸ばすので，お腹の鳴り始めの音さえ印象に残らない，という人もいます。「あなたにとって身体的空腹とはどんな感じですか？」

と彼らに質問すると，「ちょっとわからない」と言います。かわりに，彼らは，1日中常に軽食を口にすることで，自分の細胞に燃料をどんどん与えているわけです。空腹になり過ぎるのを恐れて，かすかな空腹のうずきを感じるや否や大量に食べてしまう人もいます。いつもダイエットをしている人は，たいてい空腹を無視します。パターンがどうであるかにかかわらず，身体的な空腹感に完全にマインドフルになるには，ある程度の時間がかかるかもしれません。ただ私の経験では，ほとんどの人はかなり短期間でマインドフルになれるようです。

私たちが食べるその他の理由

　端的にいうと，食べ物への欲求は，身体的な空腹と混同されやすく，以下のようなさまざまな理由で生じます。

- **食べ物を見ること。** 美味しそうな食べ物を見たり匂いを嗅いだりすることによって，食べ終えたばかりでも空腹を感じます。これは，ベルの音で唾液が出るパブロフの犬の条件づけに似ています。たっぷりと食事をし終わった後でさえ，クッキーやケーキなどのお菓子を見ると，私たちの口からは唾液が分泌されるのです。食べ物のことを考えたり，誰かから美味しい食べ物の話を聞いたり，あるいは食べ物のテレビCMを見ただけでも，食欲は十分に高まるかもしれません。

- **思い出。** あなたがチョコレートチップクッキーが大好きな理由が，母親の手作りクッキーを食べた経験にまで遡ることもあるかもしれません。そのために，品質の劣る加工されたチョコレートチップクッキーでさえ，心の深いところに埋もれた体験の痕跡を追いかけるように，いくらかの魅力をもつのです。あるいは，その思い出はより複雑かもしれません。以前，ある女性に助言をしたことがあります。彼女は特定のファストフード店に頻繁に立ち寄り，毎回フライドポテトを注文していました。彼女はそれを減らそうと，特LサイズからSサイズへ変更したのですが，完全に注文をやめることには抵抗していました。この行動は不可解に見えました。なぜなら，この時点までに彼女は，本当はフライドポテトが

あまり好きではないことを認めていたからです。にもかかわらず，彼女はそれに強く引き寄せられる自分を感じていました。このことについて話題にした後，彼女は，フライドポテトが数年前に事故で亡くなった娘の思い出の役割を果たしていることに気がついたのです。娘はフライドポテトを食べるのが大好きでした。このことに気づいた彼女は，初めてフライドポテトを最初の数口のみ食べて後は残すことができるようになり，ついには頻繁に注文することを断ち切りました。

- 社交の場でのプレッシャー。私たちは，他の人がみな食べているからという理由で食べることがあります。たとえば，友だち何人かと外出しているとします。お腹は空いていませんが，誰かが「ちょっとアイスクリームを食べたいな」と言い出します。あなたは，「自分だけ取り残されたくない」と考え，自分も１つ注文するかもしれません。あるいは，義理の母親の家で自家製のブラウニーを差し出され，食べるプレッシャーをかけられるかもしれません。それを断ると彼女の気持ちを傷つけることになるかもしれないと考え，いやいやながら食べることになります。マインドフルネスが洗練されると，１つ食べた後に次のように言えるかもしれません。「お義母さんのブラウニーは，いつもとても美味しいですね。でも，今は本当にお腹いっぱいなので，１つ家に持って帰ってもいいですか」と。

- 言い訳しながら食べる。私たちは，自分の考えにほとんど気づかず，「ひと口だけにしよう」なとと言って，食べることを正当化することがあります。これまで自分自身にそうつぶやいたことはないでしょうか？ もしあったなら，本当にひと口だけのつもりでしたか？ 実際は，「食べたいだけ食べよう」という意味だったのではありませんか？ 同じように，「ほんのちょっとなら大丈夫だろう」というのも，もしそう考えるのが週に１回ぐらいなら事実に反しないかもしれませんが，日に何度もあるのであれば，その考えのために，その週は余分な何千ものカロリーをとってしまうことになります。

他のよくある考えに，とくにダイエットを繰り返す人に多いものですが，「よくないことをしている気がする」というものがあります。この考えのも

とをたどると，その人の生い立ちにまで行き着きます。1960年代初頭，交流分析を提唱した精神科医エリック・バーンはベストセラー『Games People Play（人生ゲーム入門—人間関係の心理学）[3]』を発表しました。その中で，3つの競合的な自我状態，つまり「チャイルド（子どもの自我）」「アダルト（大人の自我）」「ペアレント（親の自我）」が鮮やかに示されています。心の中の「親の自我」は，養育的かつ規範的です。「大人の自我」は，分別があり，情緒的にバランスがとれていて，柔軟性があります。そして「子どもの自我」は，わがままで，楽しいことが大好きで，のびのびとしています。バーンの主張は，私たちは内側にこの3つの要素をもっていて，それが内的葛藤の原因になるというものです。あなたの中の「子どもの自我」は，クッキーをくすねながら，「よくないことをしている気がする」とか「どうしようもないんだ」「誰もわからなくていい」と考えているかもしれません。そして，食べながら，「親の自我」が「どうなってるんだ？」「どうして自分をコントロールすることができないんだ？」と批判して，「子どもの自我」を叱りつけるかもしれません。

　解決方法は，こうした考えを無視することではありません。それらと闘うことでもありません。そうではなく，それらにマインドフルに気づけるようになることです。マインドフルに食べ始めると，次のことを発見するかもしれません——「ほんのひと口食べてみよう」が，危険なドアを開けることから，そのひと口の経験についてマインドフルになる窓を開けることへと変わるのです。驚くべきことに，私たちはひと口だけを食べ，その後に，それが実際に自分が欲している，あるいは必要な量だと，マインドフルに決めることができます。同様に，「自分はよくないことをしていて，反抗的だ」と思ったとしたら，その考えは，「今の時点で，『子どもの自我』と『大人の自我』が同意できることは何だろう」と考えるきっかけとして役立つかもしれません。よくはしゃぐ「子どもの自我」と柔軟性のある「大人の自我」は，クッキーを受け入れ，味わったうえで，「あと5個もいらない」と「親の自我」に伝えるかもしれません。

気晴らしを求める空腹

　多くの人は，ストレスや悲しみ，怒り，不安，退屈，疲労，抑うつ気分を強く感じた時，気晴らしに高カロリーの食べ物に手を伸ばします。そうした感情がはっきりしている場合もありますが，たいていはある程度マインドフルネスを利用することでそれに気づけるようです。

　私のクライアント，クレアのケースを考えてみましょう。彼女は退職したばかりで，日中は孫の面倒をみる多忙な日々を過ごしていました。しかしそんな折，彼女の娘が突然解雇されてしまい，自宅で子どもたちと過ごすようになったのです。クレアは突然，心にぽっかりと穴が開いたような日々を過ごすこととなり，そのため日中，退屈のあまり，気がつくとかなり頻繁にスナック菓子を口に入れるようになりました。

　よく考えてみると，スナック菓子を口にする行動は，これまで，他のことでの不安や抑うつを感じた際にも生じていたことに彼女は気づきました。彼女はそれを，子どもの面倒をみることで紛らわしていたのです。そこでクレアは，そうした気分になった時，とくに台所にいる自分に気がついた時に，食べること以外の行動リストを作ってみました。すると，「ああ，大丈夫，お腹は空いていないわ……。かわりに，写真の整理をしようかな。それともスクラップブックを作るか，ちょっとインターネットでもしようかな」と認識できるようになっていきました。気分以外の他の問題にも注意を向けなくてはなりませんでしたが，徐々に生じつつあった体重の再増加も防ぐことができました。

　もう一人のクライアント，カレンは，勤務中，午後に食べることが多いことに気づき，「本当にお腹が空くんです」と語っていました。ところが，それは，仕事のノルマに対する不安と空腹感を常に混同し，食べることで仕事をぐずぐずと先延ばしにしていたのです。彼女はマインドフルになることでそれに気づきました。食べることで難しい仕事を先延ばしにするだけでなく，それにまつわる不安も回避していたのです。この新たな発見をした彼女は，先延ばしにしたい衝動に駆られた時，セルフケアのため，短時間の休憩をと

るようにしました。食べるのではなく，リラックスできるものを読んだり，オフィス内を歩き回ったりといった代替手段のリストを実行すると，さまざまなアイデアが浮かぶようになりました。彼女はまた，食べたいという衝動の波を「乗りこなす」ことができることにも気づきました。これはアラン・マーラットが考案した概念で，アルコール関連の深刻な問題を抱えた人々が，マインドフルネスを用いて飲酒への渇望に抵抗することを支援するものです。[4]彼女は，自分の体験として，ストレスや間食の欲求をマインドフルに感じながら座っていられること，そして，大海の波によく似て，数々の感情は高まっては引いていき，ゆくゆくは消えていくことを発見したのです。カレンは，自分がやり過ごしさえすれば，不快な感情は消え，食べる必要はないということをようやく理解しました。

　たとえ私たちが食べ物に気晴らしを求めたとしても，多くの場合，すぐに正反対の結果を経験します。つまり，食べることで不快感は増しても，心地よさが増すことはありません。というのも，食べることで経験される満足や気晴らしは，私たちの否定的な自己評価によって，たいていはすぐさま邪魔されてしまうからです。気晴らしを探し求めているまさにその瞬間，自分自身を罰しているのです。初めの１〜２口によって，求めているもの——安堵，満足，幸福など——が少しは得られるかもしれません。しかしその効果はただちに消えさり，批判する心が勢いよく割り込んできます。「それを食べちゃダメでしょう。ああ，またやっちゃったのね。食べずにどうにかするってことはできないの？」と。自分に気晴らしや満足を感じるのを許すところか，自分自身との闘いが始まります。「これを食べたい。食べたらダメ。でも食べたい。でもこれはものすごく太る」というように。

　罪悪感に加え，もしかしたら，自分自身への怒りも感じているかもしれません。ペンシルヴァニア州立大学の研究者クリスティン・ハーロンは，女性の研究参加者に，食べることとその時の気分の記録をつけてもらい，これについて詳細に調べました。スマートフォン型の情報端末をもたせて，１日に数回，気分や食行動について記録させたのです。研究チームの目的は，クッキーやポテトチップスのような不健康な食べ物に研究参加者が手を伸ばし食べた際，気分がどう変化するかということでした。その結果，いわゆるジャ

ンクフードと呼ばれる食べ物は，ダイエット志向の参加者たちの気分を楽にしないことがわかりました。彼らは，ジャンクフードを食べ始めた時に嫌な気分でなかった場合でさえ，とりわけ大量に食べたりした場合には，すぐに嫌な気分になったのです(5)。

　マインドフルネスは，まず自分を真に悩ませているものに気づくことに役立ちます。次に，実際には何が役立つのかに気づかせてくれます。それまで猛威を振るってきた自己批判を手放すようになります。こうした自己否定的な考えや罪悪感すべてをすぐにすっかり払拭できるわけではありませんが，その支配から解放されていき，次第に前より賢くなった心が，よりバランスのとれた反応の仕方を見つけることでしょう。

　なかには，食べようとする衝動が，たとえば幼少期の虐待の記憶といった，心の深層の問題に関係していることに気づく人もいます。友だちや配偶者との口げんかがきっかけで怒り，抑え切れないほど食べている自分に気づくことがあります。あるクライアントは，真夜中に扉の開いた冷蔵庫の前に自分が立っていることに強い衝撃を受けました──しかし少し時間をとって立ち止まり，一度呼吸をし，マインドフルになったのです。「まさに，いつもの過食をし始めるところでした。私は一度立ち止まって，その日，夫から言われたことで腹を立てていること，また，かつて自分を虐待した父親と従兄の二人にも腹を立てていることに気がつきました。でも，自分が唯一傷つけている人間は自分自身だということにも気がついたのです。私は冷蔵庫の扉を閉め，ベッドに戻りました」

　こうした問題は，マインドフルネスとセルフケアの組み合わせで解決するかもしれません。しかしながら，もし過去の忘れ去られた痛みや深く潜んだ怒り，場合によっては深刻なむちゃ食いにもがき苦しんでいるのであれば，本書に書かれているガイダンスと，資格をもつ専門家の助言を組み合わせることが最もよいかもしれません。むちゃ食いは，気晴らしのために食べることと，痛みから目をそらすこととの苦闘を意味します。いろいろな考えや不安から逃れるために食べ物を利用することがきっかけになる場合もあります。気持ちを落ち着かせようとしたけれど，たちまち強迫的な食欲へと変化し，ただ食べ続けるようになってしまう例もあります。むちゃ食いは，もしかし

たら，何か心配なことが意識上に呼び起こされており，それに取り組むよう
あなたに呼びかけるメッセージなのかもしれません。

ホッとする食べ物の選択

　あなたは何かを食べる都度，手軽だから，自分が食べたいものだから，健
康的な食べ物だからといったことを理由に，選択を行っていると思っている
かもしれません。でも，かなりの頻度で，とくに精神的ストレスに苦しんで
いる時などは，なぜそれを選択しているのか完全には意識できていません。
　怒り，精神的ストレス，また悲しみを感じた時に何に手を伸ばそうとする
かは，子どもの頃の経験にまで遡ることがあります。食への欲求は，幼児期，
泣いているあなたにお母さんが食べ物を与えた時にまで遡るかもしれません。
それはよくあることです。また，あなたが大好きでホッとする食べ物には，
悲しかったり腹が立ったりした時に両親が食べさせてくれたものや，家族み
んなで特別なごちそうやお祝いとして食べたものが含まれていることもあり
ます。年齢を重ねて，友だちや同僚，または指導者がお祝いの時にくれた目
新しい食べ物に心地よさを見出していったかもしれません。人によって，大
好きで，ホッとする食べ物が異なるのは，こうしたことが理由です。ある人
にとってはドーナツかもしれませんし，別の人にとってはバニラプリン，あ
るいは温かいスープでしょう。家族でピクニックに行った時のハンバーガー
やフライドチキンを思い出させるファストフードかもしれません。
　気持ちと食べ物との最初の結びつきを形成したものが何であろうと，両者
は時を経て絡み合っています。自分のいろいろな感情が食べ物に結びつけば
それだけ，反応はより自動的になり，考えもせずその食べ物に手を伸ばすよ
うになります。しかも，低カロリーの代替食品はありません。本当はチョコ
レートケーキが食べたいのに低カロリーの和菓子で満足しようとすると，結局
チョコレートケーキがとてもほしくなり，後でちょっと手を出してしまうは
ずです。
　精神的ストレスと食事との関係は複雑です。(6)それは安心させたり，気を紛
らわしたり，あるいは他の感情を隠したりすることと関係しているかもしれ

ません。しかし，私たちの研究によれば，マインドフルネスはその関係によ
い影響を与える可能性があります。ストレスを受けている時，とくに空腹だ
と，高カロリーの心地よい食べ物を求める傾向が強くなります。ストレスが
慢性化すると，副腎からコルチゾールというホルモンが分泌され，食欲が増
します。1日を終える頃には疲れもあるので，後で満足するような冷静な意
思決定を下すことはできません。強い感情——とくにネガティブな感情——
が加わると，多くの場合，まさに「食べたらダメ」と1日中言い聞かせてい
た食べ物に手を伸ばし，それも高カロリーの，楽しめるわけでもない手軽な
食べ物を素早く口に入れてしまうのです。私たちは，空腹でない時には，栄
養価と美味しさを兼ね備えたものが自動販売機ではあまり手に入らないこと
がわかっています。しかし，夕方遅い時間で，しかもストレスや不安を感じ
ている時に，自販機の前に立つとどうでしょう。小銭を入れて，とくに好き
でもないのにポテトチップスかクッキー（もしくは両方）の袋に手を伸ばし
ている，なんてことが起こらないでしょうか？

　多くの人にとって，それはとてもありそうなことです。

　気晴らしの食べ物を手にすると，私たちはよく罪悪感を抱きます。でも，
その必要はありません。他の品物がほしいと思った時に，そのことで行儀が
悪いと思ったりすることはないはずです。たとえば，何かの集まりで，購入
したばかりの最新・最高の機器についての話を友人から聞いたら，あなたも
それを買おうかと検討するのではないでしょうか。罪悪感を抱くのではなく，
そのほしい気持ちをじっくり検討するでしょう。「自分に必要だろうか？
お金は十分にあるか？　値段に見合うものか？」と。それらの質問にイエス
と答えられたなら，それを積極的に購入していいし，そのことに満足するで
しょう。

　食べ物への自分の欲求にマインドフルに気づくことができるようになれば，
「選択する力」と私たちが名づけたものの恩恵を受けることが可能になりま
す。それは，何をどれだけ食べるべきかについての確固たる決意であり，
「内なる知恵」と「外なる知恵」に基づくものです。ガイド役となる知恵の
力を借りれば，もはや食べ物の力に引きずられていると感じることはありま
せん。かわりに，その力は，あなたの喜び，心地よさ，健康，そして満足感

への欲求をいかに充足させるかについての自分自身の選択からもたらされます。ある食べ物を自分がどれくらい強く欲しているのか，健康ニーズに合っているか，またカロリー表示に見合うものか，よく考えるでしょう。こうして情報を得たうえで，食べるか食べないか，どれくらい食べるか，そして何を食べるかを決断するはずです。そのように決断すれば，罪悪感や自信喪失などに邪魔されることなく，食事を楽しめるようになるでしょう。

FAQ　なぜ心地よく感じられる食べ物には，デンプン，砂糖，脂肪が多く含まれているのですか？

　私たちの古い祖先が，しょっちゅう空腹になったためと考えられます。長年の進化を経て，現在の私たちの脳は，高カロリー食品を消費することで，ご褒美（報酬）が得られるようにプログラミングされています。食品業界はこのことがわかっています。高脂肪，高糖分，高デンプン質の食品を見たり，匂いをかいだりしただけで，ドーパミンと呼ばれる脳内の化学物質が急増し，「それがほしい」と思うようになるのです。[(9)] そして，ほしくてたまらないものに手が届くと，食べたものに対してご褒美としてドーパミンが分泌されるので，実際，少なくとも最初はいい気分になります。これは，私たちを中毒にさせるでしょうか？　それはないでしょう。というのは，満足を与えるものは，ほとんどすべてドーパミンのレベルを上げます。食べ物から満足を得ることは自然で，正常なことです。満足を得ようとする行動と，食べ物を味わうことのバランスを失うことが問題なのです。自分の身体や心と連絡を取り合っていないと，私たちは簡単に混乱してしまうのです。

バランスのとれた食べ方vsとれていない食べ方

　身体的に空腹を感じた時のみ食べること，楽しみや気晴らしの欲求のためには決して食べないということが，この章のメッセージだとあなたは思うか

もしれません。しかしその反対に，単に「食べたい」という理由で食べることは，とても正常で健康的といえます。さらにいえば，時々であれば，いろいろな感情に反応して食べるのは普通のことなのです。

ネガティブな感情であれポジティブな感情であれ，その起伏の大きさにかかわらず，種々の感情に応じて食べることは異常ではないことが明らかになっています。私が以前行った，研究に必要な情報収集のための調査では，参加した男性の約40％が食べ物で癒され，間食を楽しみ，ストレスや心配事を感じた時に過食したことがあると認めました。しかし多くの場合，いつ満腹になったかわかっており，罪悪感を抱くことはなかったとのことでした。私はこれらの人たちを「バランスのとれた食べ方の人」と名づけています。一方，女性の結果は，ドキリとするような，気がかりなものでした。というのは，約15％の女性しかバランスのとれた食べ方をするグループに当てはまらず，女性の参加者の多くは，感情に応じて食べると，罪悪感を抱いて過度のダイエットに逆戻りするか，さらに食べてしまうかのどちらかになっていたのです。⁽¹⁰⁾

美味しいものが食べたいと思ったり，嫌な気分を和らげるために食べたりするのは悪いことではありません。実際，そうすることで健康的になります。自分自身に問いかけるべきは，「その食べ方はバランスがとれているかどうか」ということです。

バランスがとれていない人は，過度の食事制限と過食の間を行ったり来たりします。「バランスを失った食べ方の人」は，嫌な気分やストレスを感じたり，嫌な日を過ごしたり，あるいは実際に腹が立っている時の対処法の選択肢が非常に少ない場合が多いのです。たった1つ，つまり食べることしか対処法がない人もいます。この対処法のリストに頼っているとたくさん食べがちとなり，罪悪感から，翌日に埋め合わせようと「善人になって」朝食を抜き，昼食は何か軽いものでしのごうとしたりします。しかし，午後遅くか夕方早くには，極度の空腹，疲労，食べ物への渇望，そしておそらくはさらなるストレスでくじけてしまうのです。彼らは少しずつ食べ物を口にし，ほどなく罪の意識を抱き始めます。とても止めることができないように感じながら食べ続け，最終的には，ベッドで満腹感とパンパンに膨れ上がったお腹

を感じ，罪悪感を抱きながら眠りにつくのです。次の日もまた同じことの繰り返しです。

　一方，バランスのとれた食べ方の人は，対処方法のレパートリーをたくさんもっています。もちろん，食事も対処方法の一部かもしれませんが，リストにびっしり書き込まれた選択肢のうちの１つにすぎません。悲しみをなだめるためにアイスクリームを食べることもあるかもしれませんが，そうした安心を得るための行動を，罪悪感を抱き自分を責めることで帳消しにすることはありません。彼らはカロリー摂取とは関係しない対処行動として，友人に電話をしたり，散歩をしたり，日記を書いたりなど，何か別のことをするでしょう。食べ続けることはないのです。

　バランスのとれた食べ方の人も，食べ物で問題解決ができないことはわかっています。彼らはクッキーを楽しむものの，次に何か別のことに取りかかります。

　食べ物との間により健康的な関係をつくることは，自分の生活から特定の食べ物を排除することではありません。癒しが必要な時など，どんな状況でも決して食べないということでもありません。さまざまな対処法をもっていればよいのです。正確にいうと，食べ物との関係を，バランスのとれていない関係から，バランスのとれた関係へと変えていくということです。対処法のリストを増やし，時々食べ物で癒されることをよしとし，食事のエネルギー収支を適切にし，そして実際に食べているものから真の慰みを得るのです。それはあなたが思うほど難しいことではありません。本書の後半に書いてあることを練習すれば，どのようにすればいいか理解できるでしょう。

・・

　ＦＡＱ　私の食習慣は，すでにコントロール不能な状態です。もし，羽目を外して，気晴らしのためや楽しみのために食べることを自分自身に許したりすると，もっと悪くなりませんか？

　そういったことを自分に許したとして，自分をコントロールしている感じが減るのではなく，どれくらい増えるかを考えてみましょう。また，すでに今の時点

で，許さないことが自分の食行動にどう影響しているのか考え，両者を天秤にかけてみてください。自分自身を批判することで何か得られますか？　自己批判することで，気持ちの中で本当に食べたいものを我慢し続けることはできますか？自己批判が，過食を防ぐのではなくその原因になっていることを感じているはずです。自分自身を批判するたびに，その批判による痛みから逃れる方法として，食べたい衝動が高まります。自己批判が自己への気づきに変化する時には，あなたはその変化を説明できなければなりません。自己を肯定するということは，次に自分がそれまでと違ったことをどのようにすべきかわからない，ということとは違います。言い換えるならば，それは自己批判で自動的に反応し，知恵を働かせることを遮断する，ということではありません。マインドフルネスは，性急な批判を伴わない，その行動に対する気づきと，説明する手段をもたらしてくれます。マインドフルネスを培うことで，以前の唯一のパターンを何度も強化するのではなく，むしろ，断ち切る手助けとなる力を手に入れることができるのです。

身体的な空腹と食欲のバランスをとる方法

　マインドフルに認識していること，自分の反応のきっかけとなっているものを自覚していること，そして食べ物に関する自分の選択に気づいていることには，非常に価値があります。マインドフルな気づきにより，適切な問いかけができるようになります——「私は身体的に空腹なのか？」「最後に食べたのはいつ？」「これは楽しめる食べ物だろうか？」「これがほしいという渇望の強さはどれくらいだろうか？」「それはなぜ？」「ほんの少量で満足感を得られるだろうか？」「もう十分食べただろうか？」

　このように立ち止まって確認するということをしさえすれば，「これは今すぐ食べないといけない」という欲求を，「食べようかしら，でもちょっと味見だけ……」という欲求に変えることができます。本当にそうなのです。

　これらの感覚や感情，気持ちに気づくのは大切なことです。そうすることで，なぜ食べているのか理解できるからです。自分の身体的空腹のレベルへの気づきも，他のすべての食べたい理由への気づきも，育めば育むほど，自

分の食事に関してより自信をもって意思決定できるようになります。そして，食べ物に対する身体の欲求と，別の理由による食への欲求とのバランスを改善することができるのです。

　肥満に関する学説には，肥満者の多くが，自身の内的な身体的空腹のシグナルを有効に感知できないことを示唆するものもあります。しかし私の経験では，こうしたケースは稀です。私は，何年も体重と悪戦苦闘し，ほぼ毎日むちゃ食いをしているクライアントたちを治療の対象としてきました。マインドフルに空腹に気づく練習を始めてたった1週間で，何人かが，どのように身体的に空腹なのか，初めていとも簡単に気づくことができた，と驚きを交えて報告してくれました。数週間後には，不安感と真の身体的空腹との区別ができたと，いっそう自信をつけるまでになりました。そうなれば，たとえば昼食を食べ終えたところに職場に誰かがクッキーを持ってきたとしても，本当に食べたいわけではないと実感できるでしょう。しかし別の時には，そのクッキーが本当に食べたいと感じるでしょう。現在は10時半。6時半に軽い朝食をとったので，身体的に本当に空腹です。この間食をとるのは理にかなっていると納得し，いつもの罪悪感を抱くことなく，クッキーを満喫するのです。

　しかし，これは誰にでも当てはまるのでしょうか。そうではありません。たとえば，身体的な空腹をマインドフルに認識するのは難しく，次章で学ぶことになりますが，身体的な満腹をマインドフルに認識するのは比較的簡単だという人もいます。みんな同じではありません。本書に出てくるマインドフル・イーティングの原則を探求していけば，他よりも取り組みやすいと感じる原則が見つかるでしょう。

　あなたの心に響く最初のやり方が何であろうと，最終的にはマインドフルネスのさまざまな方法は一体となります。あなたは食べ物を選ぶ際，より多くの自由を得られるようになります。現在，あなたは，家や職場に食欲をそそるスナックを置くことなどできるはずがないと思っているかもしれません。食べ物の箱や袋を手にとって食べることをやめられるのかと疑っているでしょう。仮になんとか我慢できたとしても，その食べ物のことを考えるのをやめることなどできるはずがありません。

時間とともに，自分の食のトリガーについてマインドフルな気づきが深まるにつれ，その気づきは変化していきます。最初はかすかな変化かもしれません。それらの食べ物を身近に置いておけたとしても，見えないところに保管しなければならなかったのが，練習を積んでいくと，「これは明日食べる分だ」と意識している限りは，もっと近くに置いても大丈夫になります。

　さらにマインドフルネスが培われていくと，スナックがあることすら忘れていることに気づくことが出てくるでしょう。私のクライアントが経験したように，いつの日か，引き出しを開けてポテトチップスの袋を見つけ，「ここにしまったのはいつだったかしら」と思うかもしれません。

　その時，いわゆる「問題の食べ物」が，もはや問題ではなくなっていることを自覚することになるでしょう。

....

やってみよう

　私は数え切れないほど多くの人に空腹への気づきを指導してきましたが，ほとんどの人はあっという間に習得しています。あなたはまさに身体的空腹がよくわかってきている段階かもしれません。身体的空腹のどのような感覚に気づきましたか？　（身体の）どのあたりで感じますか？　10段階で，1点（まったく空腹でない）〜10点（餓死しそう）で評価すると，どれくらい強い空腹感ですか？　その身体的空腹は，不安や退屈，寂しさなどの他の気持ちとどう違いますか？　あるいは，何かある食べ物がほしくてたまらない気持ちと比べるとどうでしょうか？　もしこの欲求を同じ方法で評価して，最低を1点（軽い欲求），最高を10点（食べ物が頭を離れない）とすると，どうなるでしょう？　そして，その感じた気持ちは，実際の身体的空腹とどのように違うでしょうか？　この種の自己への気づきを身につけるために，本書の後半でより多くの時間をかけることになりますが，まずはここが出発点です！

....

第4章

食べ物でお腹はいっぱい,満足感はゼロ

次のひと口に導くもの

　前章では，私たちはあまり意識せずに食べ始めることが多いことがわかりました。自動操縦し続けている状態と同じように，「満足」や「心地よい」を通り越して，かなり食べ続けている状態です。

　「お腹いっぱい」が，本当の意味で十分に足りているのは，どんな時なのでしょうか。

　私たちは友人と一緒に過ごしたり，本を読んだり，コンピューターでずっと仕事をしたり，映画を観たりします。あるいは，単に上の空だったりします。そういった時には結局，次から次へと食べ物を口に入れても本当の満足を得ることはないに等しく，食べ物がなくなるまでただ食べ続けることになります。美味しい食事を終えても，不満足感が残ります。食べ物はどこに行ったのでしょう？　いつの間に？

　このなんとなく物足りない感じに加え，身体的不快感が生じることがあります。ズボンの一番上のボタンを外したり，ベルトを緩めたりして隙間をつくる必要があるかもしれません。あるいは，膨満感があり，ぐうたらな，だるい感じがして，昼寝が必要だと思うかもしれません。

　誰もがそうした感覚を経験しています。マインドフルネスなしでは，これらを防ぐためにできることはあまりないように思われますし，特定の食べ物や状況に遭遇すると，いつも意志の力や自制心が足りないということになりそうです。しかしながら，自由になる方法はあります。食べ過ぎてしまう時,

私たちは，食べることを止めるためのさまざまな内的な手がかりに鈍感になっています。味蕾が感度を失っていたり，胃の満腹感が次第に高まったり，全体的な満足感が変化したりしています。そして，お皿の上の食べ物，底なしのバスケットに入った追加のフライドポテトやおかわりのパン，スペシャルデザートを運んでくるウェイトレスの姿など，食事を続けさせようとする外的なトリガーの影響を大きく受けているのです。

「十分，足りている」という感覚に必要な要素

「いつ食べるのをやめるべきか，どうしたらわかりますか？」と人々に尋ねた時，一番多い回答は，「そうですね，食べ始めて20分するとわかります」というものです。問題は，20分あれば，食べ物をたくさん食べられるということです！　しかし，朗報もあります。それは，「20分するとわかる」というのが，完全に正しいわけではないということです。

私たちの身体は，いつ食べるのをやめるべきかをたしかに知らせてくれますが，そのシグナルは20分後よりずっと前に送られています。問題は，マインドレスに食べていると，その手がかりをしばしば見過ごしてしまうことです。シグナルは確実にあります。読書中やテレビ鑑賞中にパートナーが何か話しかけてきても多くの場合聞こえていないのと同じように，そのシグナルが見落とされているだけなのです。気づくのは誰かが大声を出した時だけです。これは，私たちの感じる「お腹いっぱい」という感覚と同じです。注意を向けていない時にはその存在に気づきません。そして，不快なほどお腹がいっぱいになった頃に，突然，「なぜこんなにたくさん食べたのだろう」と思うのです。

より早く満足であることを感じるためには，身体が送ってくるメッセージに耳を澄ますだけで十分です。食べる際には，3つの異なるプロセスが生じ，それらが一緒になって「お腹いっぱい」という感覚が生み出されます。3つの要素とは，①味蕾の即時的反応と「味の満足感」，②食べたものの容量により増大する「胃の満腹感」，③食べたものが吸収されて生じる血糖値その他の栄養素の上昇に伴う「身体全体の充足感」の高まりです。[1]

これらの3つのプロセスをよりくわしく見ていきましょう。まず，最初の
ひと口を食べた時に生じる「味の満足感」から説明します。

味の満足感

　ある食べ物は別の食べ物より美味しい——誰でもそのことはわかっていま
す。また，自分の食べ物に対する嗜好が他の人とは違うことも。ここで「味
の満足感」という言葉は，それが全般的にどの程度美味しいかということと，
その瞬間にどの程度美味しいと感じるかということの2つを意味しています。

　空腹でカロリーが必要な時には，食べ物はより美味しく感じられます。そ
れは味蕾が賦活され，脳に向けて強いメッセージを出すからです。食べ続け
ると，味蕾はかなりのスピードで疲労してきます——もし空腹でなければ急
激に，非常に空腹ならば少しゆっくりと。この仕組みのため，食べ物は，食
事の序盤のほうが終盤よりも美味しく感じられるのです。

　私たちの味蕾は5つのタイプのシグナルを見分けることができます。それ
は甘味，酸味，苦味，塩味，そして旨味の5つです。一度の食事の間にも風
味を強く感じたり弱く感じたりするのは，違う風味が異なる味覚の反応を呼
び起こしているからです。さらに，食べ物が最初にどんなに心地よいもので
あっても，味蕾が風味を感じ，完全に検知することができるのは，短い時間
だけです。いったん味蕾が疲れてくると，同じものをもっと多く食べても，
味蕾が再び刺激されることは決してありません。異なる食べ物に切り替えた
時には，風味の感覚は再び賦活されますが，前の味に対する味覚感度は弱く
なります。食事の途中，最初に美味しいと感じた食べ物をもう一度食べる頃
には，味蕾もいくらか回復しているので，その風味も戻ってきているかもし
れません。しかし，前ほど空腹ではないはずですから，味の感覚はやはり減
弱しているでしょう。

　味蕾が食べ物の風味に対する感受性を失った状態を，私は「味の飽和」
（専門用語では「感覚特異的飽和」）と呼んでいます。これは「味の満足感」の
低下を招きます。「味の満足感」を，10点（とてつもなく美味しい）～1点
（すごく不味い）で考えてみましょう。ただ，空腹感と同じように直線上で考

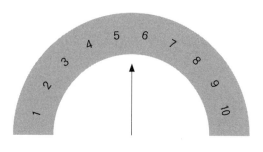

「味の満足感」メーター

えるより，上に示すような，前後に少し変動するメーターだと考えてくださ
い。いろいろな素材からできている複合食品の場合，その風味を十分に味わ
った際には，最初の２〜３口でメーターは高値を示すでしょう。しかし，慎
重に注意を払うと，「味の飽和」が素早く始まり，そして「味の満足感」も
低下することに気づいて驚くかもしれません。別のものを食べる間，味蕾に
少し休む時間を与えると，メーターは再び戻るのですが，空腹が強かった時
ほど上昇しません。その後，「味の満足感」は徐々に下がり，普通の一人分
の量を食べたくらいのところまで大幅に下降します（ただし，これは人によ
りけりで，食べ物の種類や空腹の程度でも変わります。自分自身で試してみてく
ださい！）。

　食の満足感の手がかりとなる３つの内的飽和（味の飽和，胃の満腹感，身体
全体の充足感）の中で，「味の飽和」は最も早く高まります。ですから，「味
の満足感」がどう変化していくかに注意を払うことが重要なのですが，ほと
んどの人は「味の飽和」をまったく気にかけていません。そのため，私たち
は注意を払わず，最初の数口で感じた心地よさを再び感じようと絶え間なく
食べ，不可能であるにもかかわらず，その風味を追いかけているのです。私
たちは「もっとほしい……もっとほしい……もっとほしい」と思いながらた
だ食べ続けていますが，実際には満足感や本当の喜びは少なくなります。こ
の経験が，一定の食べ物に対して病みつきになっているとか，食べるのを我
慢できないといった気持ちをも巻き起こすのです。

　こうした内的変化に気づかないでいると，デザートやポテトチップスの最
初の風味を追い求めることになるかもしれません。しかし，マインドフルな

気づきがあれば，塩気のある，脂っこい，甘い食べ物は，比較的速やかに味蕾を満足させ，次に圧倒することがすぐわかります。結局，残ったのは，単なる甘さ，塩辛さ，あるいは脂っこさだけでしょう。たとえば，クライアントの多くは，ポテトチップスの基本風味すらわからないと教えてくれます。彼らが味わっているのは塩味だけなのです。甘く，塩味で，脂っこい食べ物の最初のひと口は，素晴らしい味なのかもしれません——味のメーターで，完璧に10点を示すでしょう。しかし，その魅力はすぐに減退していきます。「食べることを考えるだけで，非常に食欲をそそられる」カテゴリーに分類されている大多数の食べ物は，ほんの数口食べた後には，もはや多くの人にほとんど喜びをもたらさなくなるのです。そして，その食べ物がより加工されているほど，あるいは，その食べ物がグルメなものでないほうが，風味に気づく可能性は低くなります。

　あなたも，ある風味の記憶を追い求めているのかもしれません。つまり，昔，似たものを食べた際の体験を取り戻そうと食べているのです。私たちの記憶が強力であることはまさにその通りで，たしかに効果があります。子どもの頃に食べた実に美味しかった自家製クッキーの記憶が呼び覚まされると，大量生産された加工食品のチョコレートチップクッキーさえも，ぐっと美味しいと感じられることでしょう。味覚をマインドフルに認識し経験することは，いま目の前にあるこのクッキーは食べる価値があるのかどうか判断する手助けとなるはずです。たまには自分へのご褒美として，手づくりのチョコレートチップクッキーを心ゆくまで楽しみ，半分は，後でまた一から楽しむためにとっておくのがお勧めかもしれません。

　あるいは，味のメーターがかなり高いところまでは上がらないことに気づくかもしれません。つまり，この食べ物はあまり美味しくないと味蕾が教えているのです。また，最高の食べ物でも，味のメーターが下がり過ぎてそれ以上食べる価値がなくなったら，食べるのをやめる時だとわかることもあるはずです。その場合は，残りは後のためにとっておくほうがベターです！どちらの現象も，ほんの数口食べさえすれば起こり得ます。ですから，満足を得るために食べ物のサイズを超大型にするのではなく，むしろ小型化を検討してみてはどうでしょうか。食べる喜びは最大化して，カロリーは最小化

するのです。

　この種の気づきから，あなたは「内なるグルメ」を培うことができます。それは，大好きな，風味豊かな食べ物を選べるようになるということです。「内なるグルメ」を培う時には，ボウル1杯のアイスクリームをとても満喫できるだろうか，少しだけだろうか，あるいはまったくできないだろうか，と考えることになります。もしそれがあなたの好きな味だったら——私の場合はベン・アンド・ジェリーのチェリーガルシアですが——ひと口ごとに味わいながら，まさに大いに満喫しようとするはずです。恐れることなく，あなたはそうするでしょう。1パイント（0.473リットル）のアイスが空になるずっと前に，あなたの味蕾は「十分，足りている」と判断し，そのカップがまるまる1週間，あるいはそれ以上，そのまま冷凍庫にあるとわかっているからです。

　一方，それが好きなアイスクリームでなかったらどうでしょう。さらに長期間，冷凍庫に放置されたままかもしれません。ひと口だけ味見で食べてみることがあるかもしれません。そのひと口で，間違いないと確信します——もはや一番よい時期を逸していると。そして容器をそっくり裏返しにして，そのアイスクリームを何か特別な時のためにとっておくのです。

. . . .

やってみよう

　この次にあなたが食べる時，食べ物を1つ選んで，それにとくに注意を向けてください。たくさんの味が混ざったものより，シンプルな味の食べ物のほうが簡単です。パート2で，「内なるグルメ」を培う助けとなるプラクティスをいくつか示しますが，これが初めの一歩となる方法です。最初のひと口目，どれくらい強い味を感じるか，注意を向けてください。その味はかすかだけれど，美味しいと感じるかもしれません。あるいは，非常に強いけれど，あまりよい味ではないかもしれません。味は2つの要素の組み合わせであり，このようにして「味の満足感」メーターは上昇します。8点まで上がりましたか？　もうひと口，少し食べてみてください。味はどのように変わっていますか？　満足度は上がりました

62

か？　9点まで？　あるいは，下がりましたか？　どの時点で下がり出しました
か？　3口目はどうですか？　4口目は？　おそらく5点に，いずれ3点になる
でしょう。そのまま食べ続けてもよいですが，もちろん味がどのように変化し続
けるかを観察してください。別の日に同じものを食べた時の味や，遠い昔の思い
出の中の味と比べ，その瞬間の味はどのように異なるか，マインドフルに認識し
てください。

胃の満腹感

「味の満足感」をマインドフルに認識すると，食べているもの1つひとつ
の満足度が下がり出す瞬間に気づくようになり，食事の間，ずっと満足感を
得やすくなります。一方で，「胃の満腹感」に気づくことによって，いつ食
事を終わらせるべきかがわかるようになります。「胃の満腹感」とは，食べ
たものの重さや大きさに応じて感じられる胃の内部や周囲の感覚のことです。
食べ物が胃の中にたくさん入ると，胃が膨張して傍の神経を刺激します。そ
の感覚，満腹感が大きくなることに気づくでしょう。それは単なる「空腹の
正反対」ではなく，異なる生理的プロセスが関与しています。

「胃の満腹感」は，食べたものの種類により大いに変化します。食べ物や
飲み物の中には，たった2～3分以内で素早く食欲を満たしはしても，満腹
感がそう長くは持続しないものがあります。他の食べ物，たとえば，豆料理
やフルーツやサラダのような，消化しにくく，繊維質で水分含有量の多い食
べ物は素早く食欲を満たしてくれ，しかも満腹感が長い時間持続します。そ
の他，いろいろな組み合わせのバリエーションがあります。

身体的な空腹と同様に，「胃の満腹感」をマインドフルに認識し，1～10
点の満腹感スケールを用いるのは効果的です。1点は「空っぽ」で，10点は
（感謝祭の夕食やむちゃ食いの後のような）「想像し得る目いっぱいの満腹感」
です。クライアントの多くが，食事中にいったんマインドフルに「胃の満腹
感」を観察し始めると，簡単にそれを認識できることに驚いていました。し
かし，重症のクライアントやむちゃ食いのクライアントの中には，「結局，

最後は13点とか15点になるまで食べています！」と大声で言いながら次のセッションにやってきた人もいました。また，「満腹感と空腹感がどう異なるのか実感できた」という人もいました。具体的には，少し満腹感がありながら，依然として空腹感も少しあるということです。しかし，例外なく全員が「十分，足りている」感覚を探求し始めていました。

　味や風味の経験と同様に，どれくらいの食事の量が自分の胃の満腹にとって適量なのかの理解も，思い出や過去の経験の影響を受けます。多くの人にとっては，それは全か無かのようなものかもしれません。ワークショップ参加者の多くは，マインドフルになる方法を学ぶ前は，たった1種類の満腹感しかないと思い込んでいました。つまり，「いっぱい詰まった感じ」です。彼らは，成長過程で得たメッセージが，「多ければ多いほどよい」だったということに気づきました。ひょっとすると，彼らは食べ物が満足になかった家庭（今でいう「貧困などで十分に食べられない状況」）の出身だったかもしれません。あるいは，夕食の食卓でもファストフード店でも，サイズがとびきり大きいのがよいとする環境の中で育ってきたのかもしれません。(2)

　「胃の満腹感」にマインドフルに気づけるようになると，自分がさまざまなレベルの満腹感を楽しめていることがわかります。実際，中程度の「胃の満腹感」のほうが快適であると理解し始めるのです。食後すぐの予定に合わせて，「胃の満腹感」の到達具合を加減することも学びます。たとえば，1時間以内に運動の予定があるが，空腹だったとします。そのような時には，しっかりとした食事ではなく，手軽な栄養補助食品のバーを選び，空腹感を和らげながらも，不快なほど満腹ではない状態になるようにします。お祝いの日や贅沢をする日，誕生日など特別な日には，満腹感が高得点——8，9あるいは10点——になるまで食べて，いくぶん気持ち悪くなるかもしれませんが，それも結構でしょう。一般に信じられている説とは逆で，年に数回，「いっぱい詰まった」と感じる日を楽しみに待つことはまったく問題ではなく，いたって普通のことです。太っておらず，食事のバランスが良好な人々の多くは，こういうことを罪悪感なく行っています。彼らも年に何回かは，食べ過ぎの不快感にも耐える覚悟で，2食目，3食目，さらにはデザートも食べるのを楽しんでいます。

気づきが進んでくると，通常の食事だろうと食器棚の脇での立ち食いだろうと，食べ続けていることが，「お腹いっぱいになりたい」という欲求の域を超えた別の問題と関連していることがわかるかもしれません。集団の中で，パーティーに参加したいとか応じなければならないといった社交上のプレッシャーなどに，もう少し食べるよう繰り返し仕向けられているのかもしれません。あるいは，退屈や他の感情から逃れたり，反抗的な自分自身を表現したりするために，食べることや食べ物を使っていることに気づくかもしれません。

　このような考え方の癖や習慣に気づくことは，どれくらいの食べ物が適量なのか判断する方法をマインドフルに認識する助けになります。唯一正しい答えがそこにあるわけではありません。1〜2時間で通常の食事をする予定なら，軽食をとるのは理にかなっています。夕食までずっと仕事をすることがあらかじめわかっているのなら，ボリュームのある昼食も理にかなっているでしょう。

　「胃の満腹感」をマインドフルに認識するにつれて，2〜3口ごとに，満腹感が増大するのをよりはっきりと感じられるようになります。そのため，不快なほど満腹になるのではなく，ちょうどよい感じのところで食事をやめられるようになります。そのうちに，特定の食べ物に関して，どのようにしてそれが「胃の満腹感」に好影響や悪影響を及ぼすのかもわかってくるはずです。これを知ることにより，どの食べ物を，いつ食べ，いつ食べるのをやめるか，より賢く判断することが可能になるでしょう。

・・・

やってみよう

　「胃の満腹感」を，素早くマインドフルに認識できる方法がわかるように，食べながら，変化していく感じに注意を向けてみましょう。いつ，満腹感が増大してくるのを感じ始めますか。いつ，その満腹感が不快感に変わりますか。好奇心をもって，これらを体験してみましょう。そして，毎回の食事や食べる時に，どのくらいまで胃を満たすか，自分で選択できることを実感しましょう。

・・・

ダイエットが「十分，足りている」感覚から
いかに私たちを遠ざけているか

　あなたが「十分，足りている」という感覚を構成する要素に疎くても，何も悪いことはありません。それは性格上の欠点でも，弱さの印でもありません。ただ，この方法で身体に耳を傾けるということを，誰もあなたに教えてくれなかったというだけのことです。むしろ，その正反対のやり方，つまり，「食べるのをやめるように」という内側からのサインを無視することを教えられてきたのです。研究によると，子どもたちの多くは満腹感をじかに感じることができ，食べ物をいとも簡単にお皿の上に残すことができます。あなたが親ならば，幼い子どもたちに山盛りのアイスクリームを与えた時，すぐに「お腹いっぱい」と言ってほとんど残したままテーブルを離れるのを見て，非常に驚いたことがあるのではないでしょうか。

　しかし，子どもが年齢を重ねるにつれ，この生まれながらの身体感覚とのつながりは弱まっていきます。その理由の1つとして，善意の大人たちが，日常生活の中で，お皿は残さずきれいに食べ，食べ物は決して粗末にしないよう促すので，そうした行動に条件づけられた可能性があります。[3] また，「ながら食べ」が原因の場合もあるでしょう。ひょっとしてあなたの家庭では，目の前や後ろで大きな音を出すテレビがあるところで，夕食をとっていたのではないですか。また，ある仕事から次の仕事へと急いで移動しながら，出先で食べることが多かったかもしれません。他のことに気をとられていると，「食べるのをやめるように」という身体のシグナルにマインドフルに気づくことは難しいのです。

　また別の問題もあります。食べ物を適度に摂取していても，いつ食べるのをやめたらよいか，見分けるのを難しくするもの——つまり，ダイエットです。

　たいていのダイエットは，何をどれくらい食べてよいか，外側から，人為的に制限するものです。ダイエットは，どれだけ食べるかを自己調整する能力から，あなたをさらに遠ざけてしまいます。ダイエットを続けていると，

どれくらいの食事が「許される」かが規制され，あなたを意志の力や自己統制的な考え方へと向かわせます。これは，自分で意思決定すべきことを減らしてくれるので，一部の人には魅力的に映ります。要は，いつどれだけ食べるか自分自身で決める必要はなく，むしろダイエットがあなたにかわって決めてくれるので，言う通りにしさえすればいいのですから。

　しかし，こうしたやり方では，満腹や満足を得るために真に必要な食事量がどれほどであるか，あなたは考慮していません。そのことが問題なのです。食事が不満足なまま終わったとすると，結果的には，次の方法のどちらか（あるいは両方）を習得することになります。つまり，気を紛らわして，これら内なる感覚を無視する。あるいは，ダイエットのやり方が許せば，「ノーカロリー」の食品で食欲を満たす，という方法です。これらの食品は，キュウリやニンジン，セロリのように，カロリーが非常に低く，水分が多く含まれ，ボリュームが大きいものです。このような食品は値段が安く，胃の中で大きなスペースを占めるので，間違いなく満腹を感じたい欲求を満たしてくれます。

　しかし，フライドポテトのような高カロリー食品，あるいはニンジンのようなノーカロリー食品のどちらを山盛り食べたとしても，同じ山盛りの量で胃袋を満たしていることには変わりありません。つまり，あなたはおそらくマインドレスに食べているのです。胃袋を満たすために食べていると，身体が知らせてくる有益な情報からいっそう切り離され，お腹がいっぱいなのは望ましい状態だと思い続けることになります。

　またダイエットは，味に気づいたり満足したりすることも難しくします。「内なるグルメ」を見出すのに役立つ食べ物を選ぶよう導いてはくれませんし，朝食に少量のグラノーラ，夕食に100ｇのステーキや魚に添えられた少しの濃厚なソース，おやつにお気に入りのアイスクリーム少量といったものが，真の満足に導いてくれなくなるのです。そのうえ，ノーカロリーの食品を食べ過ぎると，間違いなく，その味や風味を真に楽しめる地点を通り過ぎてしまい，質より量を求める習慣を強めることになります。

　ダイエットをきっちり行うことによって味覚や満腹感を遮断し，5kgや10kg，あるいはそれ以上の体重をできるだけ早く落とすことよりも，「十分，

足りている」という感覚をマインドフルに認識し，つまずきのトリガーとなりそうなものに気づくことのほうが，長い目で見ればはるかに有用なのです。

身体全体の充足感

　もう1つ，重要なシグナルがあります。身体が食事を消化し，食べ物の栄養素が血中に入ると，血糖値が上がり，さまざまな生化学物質の血中濃度が変化します。それにより，まずエネルギーが充足され，体調が改善したという感覚が増大しますが，食べ過ぎるとこれらの感覚は再び減少に転じます。「胃の満腹感」と同じく，「身体全体の充足感」は20分足らずで生じてきます。

　「身体全体の充足感」は，最初のひと口の数分後に現れます。「満腹感が得られるには20分かかる」というガイドラインは部分的には真実です——それは，「身体全体の充足感」は，最後のひと口から20分経った時点でピークに到達し，それ以上高まらない状態になるということです。しかしその速度は，食べたものの種類や量次第です。1杯のジュースや炭酸水は，糖分が素早く吸収されるのですぐにピークに到達しますが，満足感は短時間しか続きません。複合炭水化物からなる栄養補助食品は，同等のカロリーでも比較的速やかに吸収が始まりますが，長続きします。高カロリーで大量の複合炭水化物とタンパク質を組み合わせた食べ物なら，さらに長続きするでしょう。カロリーが同じランチでも，メニューが異なれば，栄養の構成要素の違いにより，充足感の持続具合も大きく異なるの(4)です。

　これらの理由から，「身体全体の充足感」に，空腹感や味覚，「胃の満腹感」を知るのに用いた10点満点のスケールやメーターを使うのは適当ではありません。それは食事を終わらせる時間を知るのにもそれほど役に立ちません。しかし，「身体全体の充足感」をマインドフルに認識することは，食事の際に，何を食べ，いつやめればよいかの判断を信頼できるものにするうえで大変重要です。食事を大量にとってしまうことを防ぐために，そして，たとえ少量の食べ物でも，全身に貴重な食べ物のエネルギーをもたらしていることを自覚するために。

食べ過ぎのパラドックス

あなたはこれまで，早く食べたり，食卓に長時間居座ったり，他の人たちと一緒に食べると食べ過ぎてしまうという理由で，そういったことを避けるよう言われてきたかもしれません。しかしながら，興味深いことに，あなたが食べ過ぎるかどうかは，こうした外的要因よりも，あなたの食べ方，すなわちマインドレスに食べるかマインドフルに食べるかということとはるかに強く関係しています。

たとえば，「いつも目の前にある食べ物」のパラドックスを考えてみましょう。目の前に食べ物があると，そこに長居すればするほど多く食べてしまうのはよくあることです。とくに，まだ食べている人たちと一緒の場合はなおさらです。パーティーで食べ過ぎてしまうのはこのためです。私たちはいつ何時でも食べ物に囲まれています。[5] しかし，食卓で長く過ごせば過ごすほど，たくさん食べてしまうわけではありません。ペンシルヴァニア大学の心理学者ポール・ロジンは，フランス人と米国人の食べ方の違いを研究しました。その結果，フランス人は米国人より食事時間が長いが，なんと食べる量は少ないことを見出しました。[6] これはどういうことなのでしょう？　判明したことは，フランス人ははるかにマインドフルに食べる傾向にあるということでした。ミレイル・ガリアノは『French Women Don't Get Fat（フランス女性は太らない）』で，彼女たちは美味しいことがわかっている脂っこい食べ物を選んで，その食品を味わい，ひと口ずつ風味を味わっていると述べています。[7] 彼女たちは「内なるグルメ」を培う達人です。私たちはその経験から学ぶことができるでしょう。

たくさんの種類の食べ物は，さらに別のパラドックスも引き起こします。食べ物の選択肢が多いほど（チキン，ブロッコリー，パン，ジャガイモ，デザートか，それともチキン，ブロッコリーだけか），また，食べ物が複雑なほど（M&Mのロゴ入りミントチョコレートチップクッキーか，それともバタークッキーか），マインドレスに食べると，より多く食べてしまいかねません。バーバラ・ロールスらの研究では，4種類の具が入ったサンドウィッチを提供さ

れた被験者は，具が1種類のみのサンドウィッチを提供された被験者より，約30％多く摂取したことが示されました[8]。この結果は，いつもシンプルなものを食べ，選択肢を制限すべきということでしょうか？　いいえ，そんなことはまったくありません。これは，空腹の感覚，味の感覚，満腹感を意識することが重要な理由を示しているのです。このやり方をみなさんに示すと，さまざまな種類のものを食べる際，上手に扱うことができ，食べる量は増えるところか，むしろ減ることがわかりました。

　マインドフルになることで，外的なトリガーに直面した時，「食べ続けてしまうかも」と言うことはなくなるでしょう。そうではなく，「十分，足りています！」と言うようになるでしょう。外的なトリガーには以下のようなものがあります。

- 特大サイズのひと皿：マインドレスに食べていると，それが好きでなくても，出された量が多いほど食べる量も増えるでしょう。マインドフルに食べることができると，出された量がどれくらいかによって，食べる量が変わることはありません。
- 金銭的なプレッシャー：私たちはしばしば，お買い得な食べ物をたくさん食べます。イスラエルの研究者によれば，お金を払うタイミングも重要です。食べ放題の寿司レストランの客は，着席前に代金を支払う場合は，後払いの場合よりも寿司を4.5貫も多く食べていたのです[9]。繰り返しになりますが，これは，自分が何をしているのかをマインドフルに認識していない時にのみ当てはまります。
- 社交上のプレッシャー：パンかごの中のロールパンが目に入り，それを食べても楽しめないにもかかわらず，他の人がいるからというだけの理由でそのパンを食べてしまう，ということがどのくらいの頻度であるでしょうか？

　これらは一例にすぎません。自分に当てはまる他のトリガーが思い当たるかもしれません。おそらく，特定の友だちや家族と一緒であるとか，特別な状況で食事をする時には，マインドフルに認識して食べ，適度な範囲の量に収めることがいっそう難しくなります。食べ続けるよう促す生理的・心理的・社会的・環境的トリガーにマインドフルに気づけるようになると，状況

やものごとを見通す力と知恵が得られるはずです。そしてその知恵を，「食べるのをやめなさい」という内なる合図への気づきと組み合わせる時，真の自由が得られるのです。

....

　ＦＡＱ　ゆっくり食べるためには，ひと口ごとにフォークを置き，噛む回数を数え，できればひと口ごとに100回噛むこと，と言われます。この方法はお勧めですか？

　ゆっくり食べることは立派な目標ですが，実際に行うのはかなり難しいでしょう。体重と悪戦苦闘しているクライアントがカウンセリングで言うには，ひと口ごとにフォークを置いて，徹底的に噛むか，食べる速度をゆっくりにするよう努めているが，まったく機械的な感じがするのだそうです。フォークを置くのを続けることに異常なほどこだわると，食べ物を味わうことを遠ざけてしまう結果になるのです。食べ物を味わわずに，噛む回数を数え続けることになります。「味の満足感」や満腹感にマインドフルに気づくようになると，食べるのを早めに止められるようになり，より大きな満足感が得られるでしょう。

....

「やってしまった」という考え方，
私たちを困らせる考え方

　前章では，最初のひと口を正当化するのに役立つタイプの考え方があることを説明しました。その他にも，制御不能な食べ方を正当化する可能性がある多くの考え方があります。こうした考え方はきわめて自己破滅的で，時に「歪んだ考え方」と呼ばれることがあります。それは習慣化された思考のパターンですが，正確というわけではないですし，とりたてて有益でもありません。食べることに関する最もありふれた考えについて，くわしく検討してみましょう。

「お皿はきれいに，残さず食べなければならない！」

　誰もが自分にそう言ったことがあるでしょう。そうはいっても，この種のマインドレスな考え方は論理的ではありません。あなたの食べる量と，世界のどこか別の場所の子どもたちが餓死するかどうかということの間には，何の関係もありません。仮にあなたが美味しくない食べ物や身体が必要としないエネルギーを摂取しているのならば，食べ物を無駄にしていることになります。しかし，いま食べ切れそうにないものを残しても，味蕾が新鮮な状態で，後で空腹になるなら，それほど無駄にはならないし，後でそれを楽しむことができます。次のように考えてみましょう。あなたが（おそらく家族も）食事の量を少しずつ減らしていくと，食費も減らすことができます。そうすれば，その差額を，食べ物を必要としている人を援助している慈善団体に寄付することもできるはずです。

「やってしまった！」

　「やってしまった！」と考えると，どうなるでしょうか？　この考えは，心の中の否定的・支配的な親の自我（「食べちゃダメ」）が，わがままな子どもの自我（「でも食べたいの」）に跳ね返されて生じます。「やってしまった」という考えの後に続くのは，「このまま続けても，まあいいんじゃない」とか，「どうせまたやるんだから」といったような考えです。この「やってしまった」の効果は，1970年代，ワシントン大学の嗜癖行動研究センター長であった今は亡きアラン・マーラットによって確認されました。彼はこれを専門用語で「禁欲破り効果」と呼んでいます。マーラットは，回復途上の依存症患者について調査を行いました。そして，タバコを1本吸ったりビールを1本飲んでしまうといった一度のしくじりに関して「自分にはもともと意志の力が備わっていない」と考える患者は，同じことを「ほんの一度の過ちにすぎない」と考える患者より再発の可能性が高かったことを見出しています[10]。

　これは食べ物にも当てはまります。食物摂取における同様のパターンについて一定期間調査をした科学者たちは，習慣的にダイエットをする人は「やってしまった」の影響を受けやすいことを見出しました。ある調査では，参

加者をまず，大きなミルクシェイクを飲まないグループ，1つ飲むグループ，2つ飲むグループに分けました。その後，異なる風味のアイスクリームを味わうように指示しました。その結果，ダイエットをしていないグループは，ミルクシェイクの量が増えるにつれて次第にアイスクリームを食べる量が減りました⁽¹¹⁾。そして喜ばしいことに，ダイエットをしている人でも，約800gの大きなシェイクの後はアイスクリームを食べる量が減りました。しかし，約500gのシェイクを摂取した後，アイスクリームを食べる量が増えたのです。このことは，少なくともこの研究の参加者のダイエットをしている人の場合は，高レベルの満腹度には敏感に反応できるけれども，軽度の違反の際にはダイエット志向から逸れてしまいがちになることを示唆しています。

　あなたが「やってしまった」と自分を責めるなら，その失敗をし続けるでしょう。一方，ものごとに対してバランスのとれた考え方をし，「まあ食べ過ぎたかもしれないけど，次はもっとマインドフルに食べよう」と自分に言い聞かせるなら，「失敗してしまった」などということは何もないことがわかるはずです。現時点では，あたかも，制御不能なサイクルまたは連鎖反応の一部分として，「それを食べたい」から「やってしまった」へと気持ちが向かうように感じるかもしれません。マインドフルになることで，あなたはいつでも連鎖を断つことができるのです。あらゆる瞬間が，立ち止まり，少し間をとり，違う方向に進む力が自分にあることに，マインドフルに気づくチャンスです。

「払ったお金の元を取りたい！」

　この考え方は，食べ放題のビュッフェや，飲み物や食べ物が自由におかわりできる場面で生じがちです。不快なほど満腹になるまで食べた後でも，「もう1周して元を取りたい」いう考えが浮かぶかもしれません。しかし，どれだけ食べても同じ額を払うのですから，その考えは理にかなっていません。結局のところ財布の中身は同じ，あなたの体重だけが増えるのです。マインドフルネスは，こうした考えを頭から振り払って（たぶん最初はできないでしょうが），その考えに絶対に従わない，ということではありません。

　マインドフルネスとは，これらの考えに注意を払い，それに対して自動的

にではなく意識的に応答することを意味します。これらの考えを，内なる命令というよりも，「当然の考え」と見なすことができるはずです。たとえば，外食時，デザートのカートが近くにきたら，次のように考えるでしょう。「何か本当に楽しめる品はあるのだろうか？　今どのくらいお腹はいっぱいかな？　食べ続けたら，1日の食事のバランスにどう影響するだろうか？」と。そこまでお腹いっぱいではなく，いつもより早めに軽く食べてしまっており，デザートが好きなものであれば，楽しみましょう！　しかし，もしその反対なら，それを放っておく決断をしてもよいでしょう。

　そのような問いを検討することで，食べ続けるかどうかについて，しっかりとした，罪悪感を抱かずに済む判断にたどり着くことができます。あなたは自分が下すその判断を意識するはずです。食事は，意識的な，自由な選択を意味することになり，減量中でも楽しむことができるでしょう。

「内なるグルメ」を探す

　マインドフルネスは，外的なトリガーの誘惑への対策として機能します。それは，あなたが最終的に満腹を感じるプロセス全体の1つひとつに気づく助けになります。おやつや食事，特定の食べ物など，どこで食べるのをやめるべきか判断するために，この気づきを利用しましょう。そうすれば，意志の力や，みずからを規制することに頼る必要はなくなります。

　それどころか，食べたいからとか，好きなものだからという理由で選択するようになります。本当は好きでもない低脂肪や低炭水化物の食べ物を無理して食べるやり方ではなく，それとはまったく異なる，心を解放するような自由な選択を，自信をもって行うはずです。たとえば，何よりもほしいと感じる食べ物を少量味わうというやり方です。あなたは「内なるグルメ」を培うことができるのです。皮つきのベイクドポテトより少量のフライドポテト（それがあなたの好物なら）を選び，市販の低糖質のブラウニーより自家製のブラウニーを選ぶでしょう。家族の中で，健康的な食べ物を好む，味に細かいこだわり屋にさえなってしまうかもしれません！　しかし，それは，恐怖や不安ではなく，喜びや，健康的な自己規制，セルフケアという観点から生

まれたものです。

　一方，ワークショップ参加者の大多数がそうであったように，以前は食欲をそそられ，危険であると見なしていた食べ物が，魅力をすっかり失う場合もあります。たとえば，クライアントの一人は，マインドフル・イーティングを学ぶ前は，バターたっぷりのローナ・ドゥーンのクッキーが「大好き」だと思っていました。長いこと，このお菓子を持ち寄りの食事会や職場のパーティーに持参し，パイの生地にさえ使っていました。彼女は，「職場ではローナ・ドゥーン・レディで通っている」と話したほどです。

　しかし，あるセッション中，そのクッキーを2枚マインドフルに食べると，彼女は衝撃を受け，やや愕然としたようでした。「このクッキーは好みでさえないわ！」と大声で言って，「塩味がきつ過ぎるし，パサついていて……1つ食べればもう風味を味わうどころじゃないわ」と語ったのです。

　同じことがあなたにも起こるかもしれませんし，起こらないかもしれません。それまでそのクッキーを一度も食べたことのなかった参加者の中に，食べてみて好きな味だとわかった人もいました。しかしその人も，3〜4枚食べただけで満足していました。

第5章

·················

「外なる知恵」を培う
あなたを自由にする知識

　前章までに，「内なる知恵」が，空腹感，満足感，いろいろな感情や考えへの気づきを通して，いつ，どのくらい食べるべきかをめぐる自分自身との闘いをいかに終わらせてくれるか，紹介してきました。「内なる知恵」を培うことで，自然と食べる量が減り，減量できることがわかってくるはずです。

　しかし，MB-EATの開発中に私が学んだのは，「内なる知恵」だけでは不十分だということです。当初，このアプローチを教えるにあたって，体重管理のため栄養を考えること，カロリーを減らすこと，活動量を増やすことをテーマにしましたが，これらの課題を体系的に取り入れたマインドフルネスの練習はなく，伝統的なダイエットプログラムにあるような他の食事制限も行っていませんでした。私たちのデータでは，参加者の3分の1が「内なる知恵」の実践だけで減量できたものの，その他の人はわずかな減量か変化なしで，増量した人すらいました。

　静座瞑想と種々のミニ瞑想の2つを使ったマインドフルネス実践をとのくらい行ったかは，成功を予測する最大の指標でした。その他にも，指標となったことはあります。多くの人は，アイスクリームなど，自分の好きなカロリーが高いものを少量食べて，その喜びをマインドフルに認識することができました。一方，グラノーラやナッツなど，一見健康的な食べ物を，満腹のシグナルを無視し，決まって大量に食べてしまう人もいました。結局のところ，それらの食べ物の摂取によって高カロリーになる可能性があるわけです。

あるいは，時々魅惑的なものを少量だけ食べることができたが，社交の場でのプレッシャーなど他のストレスがある時に決まって食べ過ぎてしまうと話す人もいました。さらに，食べることをコントロールできないことはもうないが，草食動物のように1日中だらだら食いするようになったという人も何人かいました。彼らは，過食さえしていなければ，他の理由で食べても問題ないものと解釈していたようです。とにかく，多くの人が，減量する唯一の方法とは，今までより食事の量が少なくなった新しい日々の過ごし方をつくることであり，その過ごし方は今後ずっと続けられる形でないといけないということを考慮していませんでした。

こうした結果を受け，私は，参加者に対して，カロリーとは単なる「食べ物のエネルギーの情報」であるとして，マインドフルに捉えるよう促す指導を始めました。また，食べ物の栄養素や身体的活動など，「外なる知恵」の他の要素についても，同様に指導できることがわかりました。こうした重要な練習をMB-EATに組み込んだところ，参加者の成功率は劇的に改善されました。最新のプログラムを使うと，体重増加をきたす人は誰もいなかったのです。

「カロリー」を受け入れる

「カロリー」という言葉は，食べ過ぎとの悪戦苦闘と心理的に強く結びついているので，多くの人を不安にさせます。しかし，カロリー——私は「食べ物のエネルギー」と呼んでいますが——に関する知識は，恐怖をもたらす他の対象に関する知識と同様に，心を解放してくれるはずです。私は心理学者として，ヘビ恐怖から飛行恐怖，広場恐怖に至るまで，生活の中のさまざまなものに不安を抱く多くの人の治療に携わってきました。恐怖に対する正しい対処法は，それらを避けるのではなく，よりゆったりした気分になる方法を徐々に習得し，新しい体験を進んで取り入れて，最後にはありのままにその対象を理解することです。たいていのヘビは毒をもっておらず，ほとんどの人は飛行機で安全に旅行しており，広場は物騒なところではありません。カロリーを単に情報そのものとして理解する方法を少しずつ習得することで，

カロリーを見ないようにしたり強迫的に計算したりするよりも，はるかに自信がついてきます。

　食べ物に関する知識をマインドフルに受け入れることによって，食に関する詳細な情報を得たうえで，意思決定を行えるようになるでしょう。何かを買う時に，値札をまったく見なければどうなるかを考えてみましょう。本当にほしいものだけ購入するよう気をつけたとしても——たとえば，靴を3足ではなく1足だけ買うことにしても——手持ちが50ドルでその1足が100ドルだとすると，自分の収入より多くを使ってしまうかもしれません。

　同じように，ぱっと見ただけでその靴の値段を言い当てることは難しいでしょう。予算内だと思っても，値札を確認して驚くかもしれません。家計と同様に，「食べ物のエネルギー」にも予算があります。しかし，これがどのように設定されているかは非常に複雑で，代謝，活動レベル，体重など，多くの要因の影響を受けます。科学的根拠に基づいても，正確に統一された見解はありません。⁽¹⁾

　私はよく「毎日実際に必要なのは，どのくらいのカロリー量ですか」と質問されます。これは人によって異なり，変化もするので，予測が難しいものです。体重維持に必要なカロリーは，体重1ポンド（約0.45kg）あたり1日10 〜 15カロリーの間で変動する可能性があります。考えてみれば，これは非常に大きな変動幅です。たとえば，体重が68kgの人は，1日あたり1500 〜 2250カロリーの範囲になり，約1800カロリーが中央値になります。別の推定では，1日あたり必要量は2000 〜 2400カロリーです。下限に相当するのは，代謝が低く（「食べ物のエネルギー」を効率的に燃やす），活動が少ない（運動はカロリーを燃焼するだけでなく，数時間にわたり代謝を高める）人です。上限にあたるのは，はるかに活動的で，代謝が高い人かもしれません。この範囲には，常に座ってばかりで消費カロリーが少ない人や，プロ並みのアスリートで消費カロリーが多い人は含まれません。したがって，たとえば90kgに体重が増加すると，その体重を維持するために必要なカロリー量は，1日あたり約2000カロリーから3000カロリー超となり，約2500カロリーが中央値となります。

　「食べ物のエネルギー」予算を考える別の方法もあります。それは，1800

〜2000カロリーのうち，起きている時には1時間あたり約100カロリーを消費し，残りが睡眠時間に回ると捉えるやり方です。もちろんこれは，体重，活動レベル，代謝にも左右されるでしょう。しかし，大まかな方法ではありますが，参加者はこの方法がとても役に立つと実感したようです。次の食事までに過度に空腹になることなく，過食についてそれほど心配する必要もなく，どのくらい食べて過ごせばよいか見積もることができるからです。

　世間で人気のダイエット法の多くが摂取カロリーの値を設定し，約1200カロリーとしています。しかし，仮にあなたに必要なカロリーがはるかに高ければ，そうした計画では，余計にひどい空腹を感じるかもしれません。速やかに体重を減らせるでしょうが，著しい空腹感やめまい，頻繁に生じる渇望感がないわけではありません。加えて，そのダイエット法が求める食べ方はわかっても，それを維持するための目標レベルが1800，2000，2200カロリーの場合，どのように食事したらよいのか知る由もありません。

　たとえ，あなたの代謝と身体活動レベルに基づいて確実に目標値を知ったとしても，必ず毎日同量のカロリーを消費しようとするのは現実的でないし，必要でもありません。自分を柔軟性のないルール（たとえば1回の食事でわずか400カロリー）に縛ると，内なる子どもの自我は最終的に反抗し，第3章で説明した歪んだ考え方を誘発することになります。そのやり方では，柔軟でバランスのとれた考えを身につけることはできません。

　実際，何日か2000カロリーを，他の日には1400カロリーを消費することは可能ですし，体重を減らすことができるでしょう。予算を立てるのと同じで，毎日同じ金額を使う必要はありません。しかし，体重を減らすためには，数日ごとの摂取カロリーの平均を，現在の体重維持の必要量よりも少なくしなければなりません。そして，長期的に目標値を達成するための摂取カロリーが平均してどれくらいかを知る必要があるのです。

　以上から，次のことを知りたいと思うかもしれません。「減量を目指すのに適正なカロリー量はどうすればわかるのでしょう？」。それはあなたが考えるよりもはるかに簡単で，次のことをすればよいのです。これまで食べていたよりも少なく食べる，それだけです。私のワークショップや調査では，参加者に，1日にあらかじめ決められたカロリー分だけ食べるようにという

指示は決してしません。そのかわり，これまで食べていた量から1日500カロリー分減らす機会を見つけるよう勧めています。これを「500カロリー・チャレンジ」と呼んでいます。1日500カロリーのカットは，1週間で3500カロリーのカットとなります。活動量，代謝量，遺伝的体質にもよりますが，最初，減量幅は大きく，その後は身体が慣れてきて，いくぶん少なくなります。月に1〜2kgの体重減少につながるでしょう。この方法は，体重が重く，たとえば20kg以上の減量が必要な場合の，最初の手段に適しています。それほど減量する必要がない場合は，減量幅を下方修正してもよいでしょう（たとえば5kg少なくなるごとに100カロリー）。体重減少が頭打ちになったら，もう少し摂取カロリーを減らすことを考慮します。

　たとえば，朝食に卵を2個ではなく1個にする，サンドウィッチのマヨネーズを減らす，夕食のステーキは小さめにする，ポテトのバターは少なめにする，デザートはいつもの半分にする，といったやり方を選択できるかもしれません。そうすると，合計500カロリー（あるいはそれ以上）のカットとなります。これは柔軟性に欠けたダイエット法ではなく，長く続けていくことのできる変更です。他の例で，何が重要かを説明しましょう。

　かつて私の同僚だったある女性医師は，3年間で約14kg体重が増えて困惑していました。彼女の朝食は一見健康的なものでした。しかし，彼女が箱のカロリー表示をチェックし，シリアルボウルの中身を計算してみたところ，1人分ではなく3人分のグラノーラ，つまり600カロリーを超えていることに初めて気づきました。手軽な間食として食べていた2〜3本の栄養補助食品のバーは，合計400カロリー以上になっていました。それに昼食，夕食，夜の軽い間食を加えてみると，彼女は平均して1日あたり2500カロリー以上を摂取していたのです。栄養補助食品のバーは，かつて食事の時間がなかった研修医の期間は役立っていましたが，現在の生活ではあまり役に立つものではなくなっていました。彼女は，必要量よりも約500〜600カロリー多く摂取していることがわかったのです。また，お腹いっぱいになり過ぎるまで食べることはめったにありませんでしたが，身体的に本当は空腹でない時でも，しょっちゅうポケットのグラノーラバーに手を伸ばしていることにも気づきました。そこで彼女は，余分なカロリー摂取をマインドフルネスを用

いてなくす方法を探し始めたのです。朝食を3分の1くらい減らし、グラノーラバーをポケットに入れるのをやめました。でも、おそらくまだ時々食べてしまうだろうことはわかっていました。そこで、さらに他の2種類の方法を考えて実行したところ、体重が落ち始めたのです。

　自分の身体が必要とする「食べ物のエネルギー」量はもちろん、種々の食べ物のエネルギー量についてマインドフルに気づいている時は、全部のカロリーをいちいち計算しなくとも、「内なる知恵」と「外なる知恵」を組み合わせて、何をどのくらい食べたらよいのか、平均してどの程度減らす必要があるのか、適切な情報に基づいた選択ができるでしょう。そのような方法を見つけたら、いつまでも続けることができるのです。参加者の一人は、発想を変えて、ポジティブな捉え方をしていました。「私はそれを、自分が"消費できる"カロリーと考えるんです。平均して1日2200カロリーですから、実際かなりの量に思えますよね。だから私はダイエットなんてしていません。楽しんでいます！」

　また、ほとんどの食品のカロリーは、パッケージのラベルやウェブ上のリストでとても簡単に確かめられるようになっています。チェーンのレストランでは、提供する大部分の料理のカロリー量を見られるようにしなければならないという新しい決まりもあります。あなたは何度かリラックスした呼吸をし、地元のお店に入り、値札を見るのと同じようにカロリー量を確かめるだけでよいのです。カロリーのことで不安になるかわりに、その他の支出と同じやり方で、自分のカロリー予算を管理しているというわけです。

「食べると毒」という考えから離れる

　もちろん、健康的な食べ方の課題は、カロリーだけではありません。野菜、フルーツ、豆類、穀物類、赤身肉などの食べ物は、ソフトドリンク、加工度の高いスナック菓子、砂糖や脂肪たっぷりのデザート、加工度の高い肉よりも、満腹感が得られて栄養価も高いのです。ここ数年間で、精製糖、塩、特定の脂質が健康に悪影響を与えるというニュースを目にしていない人はいないでしょう。ソフトドリンクやスナック菓子が健康によいと指導する栄養士

はいないでしょうし，私もそんなことは教えていません。しかし，これらの食べ物を少量でも絶対食べてはいけない，と言うつもりもありません。それらは毒ではないのです。こういった情報は単に，正しいバランスを見つける必要があることを意味しています。

　そのバランスは，人によって異なります。年齢や健康状態により，他人と比べて砂糖，塩分，脂質が多く必要な人もいれば，控えるべき人もいます。たとえば，あなたが糖尿病やその予備軍なら，健康な人と比べてずっと少なくスイーツを選ぶでしょう。高血圧なら，塩分を控えるかもしれません。心臓病やその他の病気でも同じはずです。

　「良い食べ物／悪い食べ物」のかわりに，「多く食べる／少なく食べる」というアプローチを身につけることを考えてみましょう。健康によりよいものを多く食べ，健康につながらないものは少なくして，バランスがとれるようにするのです。たとえば，あなたが栄養にくわしいなら，塩分濃度の非常に高い加工食品や缶詰を減らし，かわりに漬物を少しだけ食べることもできます。さらに，「内なる知恵」を身につけていくにつれ，健康的な食べ物のほうを好むことに気づくかもしれません。なぜならば，健康的な食べ物をとる時にはよい気分になり，より長く満足感が続くからです。さらに，加工されていないと，より美味しくなる可能性もあるのです。

　最終的には，自分の「内なる知恵」と「外なる知恵」に従い，食べるものの栄養バランスを劇的に変化させるのもいいかもしれません。ベジタリアンになろうとしたり，加工食品を避けたり，乳製品を極端に減らしたり，精製された穀物を減らそうとしたりと，いろいろ試すのもいいかもしれません。しかし，「食べると毒」という考え方では行わないようにしてください。

　自分や家族が，特定の食品アレルギー，たとえばピーナッツ，グルテンアレルギーなどを起こしやすい体質でなければ，流行りの「食べ物恐怖症」に取りつかれないよう気をつけたほうがよいでしょう。「オルトレキシア」（健康によいと信じるものだけ食べることに執着する病気）と名づけられたこの恐怖症は，厳格に避ける食べ物の数がどんどん増えてしまうというもので，新しい摂食障害と言ってもいいレベルにまで達しています。マインドフルかつ柔軟になるということは，厳格なルールを課すよりも難しいように思えるか

もしれません。しかし長期的には，マインドフルネスは，あなたが人生の複雑な問題に対して，創造性にあふれた探求心や，実験してみようという心をもって立ち向かうのに役立つはずです。

身体を動かすことが大好きに，少なくとも好きになる

　パート２で紹介するエクササイズのプログラムを進める中で，役立つアドバイスが見出せなかったとしても，運動で健康増進を図る際にはマインドフルネスを用いることを勧めます。身体活動は，単に身体をつくったり，余分なカロリーを燃やしたりする以上の効果があります。心臓病，２型糖尿病，一部のがんなど，病気の発症リスクを低めます。また，骨や筋肉を強く保ち，関節を柔軟にし，身体のバランスを改善し，気分をよくし，認知機能とQOLを向上させます。[2]　さらに，運動は気分を持ち上げ，ストレスを軽減することにより，気晴らしのために食べることを抑制します。そして少しずつ筋肉を強くし，持久力が高まるにつれて，自分の身体に対して価値判断するのではなく，身体のありがたさに気づき，感謝するようになるという素晴らしい変化が起きます。

　思っていたよりもずっと少ない身体活動でも心と身体に役立つことがわかって，驚くかもしれません。普段からじっとしていることが多ければ，週あたりたった75分きびきびと歩くことで，２年近く寿命が延びます。１日たったの10分です。その２倍，週あたり150 ～ 299分（１日20 ～ 40分）歩けば，３年以上寿命を延ばせます。もっと多く，１日最大60分歩けば，４年以上延びるといわれています。[3]　これは，体重にかかわらず当てはまります。その期間を通してQOLも向上するでしょう。

　身体を動かすことには，多くの人が運動とは考えていない習慣的な日常的活動が含まれます。ホテルの客室係について考えてみてください。日々，重いものを苦労して運び，カートを押し，バスルームをゴシゴシ洗い，ベッドメイキングをし，歩き回る生活です。ところが，ハーバード大学の心理学者エレン・ランガーがホテルの客室係を対象に行った調査によると，彼らの日常活動量が米国公衆衛生局長官が推奨するレベルをはるかに上回るにもかか

わらず，67％の人が「運動をしていない」と回答しました。自分たちはただ仕事としてやっていると考えていたのです。[4] この客室係の人たちと同じように，車まで歩く時，会議のために階段を駆け上がったり駆け下りたりする時，私たちは「運動中」とは思いません。しかし，実際には運動しているのです。

マインドフルネスによって得られるスキルをさまざまなやり方で試して，身体を動かしてみましょう。マインドフルネスを試すと，自分がダンスやヨガなど幅広い選択肢を楽しむ一方，その他のことは楽しんでいないとわかるかもしれません。歩数計を利用すると，1日の中に活動を取り入れるやる気が出ることがわかるかもしれません——たとえば，同僚にメールするのではなく歩いて会いにいったり，エレベーターでなく階段を使ったり。私たちのプログラムでは，歩数を増やすことにワクワクする人が増えてきました。これには，私たちが提案した目標を使っています。たとえば，推奨されていながらもほぼ不可能と感じる1日1万歩ではなく，歩数を毎週10～20％ずつ増加させることです。あなたの身体は動くようにできており，動くと気分がよくなると感じるはずです。

しかし，運動するのに慣れていないのであれば，2つのことに注意してください。それは，ゆっくりと負荷を増やしていくことと，埋め合わせ効果（補償による影響）を避けることです！ ある研究によれば，散歩に行きそれを運動と見なした人は，同じ道を同じ時間歩いても，それをただ歩いただけと見なした人よりも，昼食時にデザートを食べる割合が高いことがわかりました。[5] NutriStrategy（nutristrategy.com/caloriesburned.htm）のように，運動とカロリー消費のバランスについて調べられるウェブサイトがたくさんあります。

マインドフルになればなるほど，健康のために自分独自の運動習慣の計画を立てるのに必要な知恵を働かせたり，それを変えたりすることが簡単にできるようになるはずです。この方法で，長続きする運動のやり方が選択可能になり，成功が持続するのです。

体重計から解放される

「外なる知恵」の最後の要素は，体重減少の進み具合を確認する時の，健康的な対応を編み出すことです。多くの人は，体重計との間に不健康な関係を築いており，自分の体重を成功や自尊心の指標と見なしています。体重計に乗り，望んだ数字を見れば——おそらく0.5kgか1kgの減少でしょうが——ハッピーです。しかしそうでなければ——前と同じか，それ以上の場合——がっかりします。そのことが1日中影響し，失望感ですべてを諦めてしまうことも多いものです。

しかし，体重計がどんな数字を示しても，それはあなたの価値を示すものではありません。まして，失敗のサインでもありません。食事や運動にいかにマインドフルであっても，体重が減れば代謝は落ちるのです。毎日，健康のために多くのポジティブな選択をし，マインドフルに成功でき，しかも体重計で減った数字を確かめなくて済むのです。

けれども，体重計の数字は，自分の知恵を教えてくれる1つの方法でもあります。その数字を，情報として——それ以上の意味づけなく——見ようと努力する時は，それを知って，なおいっそうマインドフルに食事をしたり，自分の進歩をほめたりすることに利用できるはずです。体重計へのかかわり方をよりポジティブなものにシフトする方法がいくつかあります。自分にとって，長い目で見て最も役立つもの（あるいは，それらの組み合わせ）を選ぶことをお勧めします。マインドフルな感覚を使って，次のどれが自分にとって好ましいか，考えてみましょう。

方法1

体重測定は週1回にするようにします。週に1回の測定は，水分貯留などによって生じる1日あたりの通常0.5〜1.5kgの変動の影響を受けないので，真の体重変化がわかりやすいものです。毎週あるいは隔週ごとに1回体重計に乗ることで，体重変化がわかるかもしれませんが，その場合も，0.5〜1kgの減少は1日あたりの変動の中に隠れている可能性があります。しばらく

変わらなくても，それは悪いことではありません。自分が生み出した種々の変化に自信をもち，慣れる時がきたということです。一方，体重が徐々に増えているなら，「これは大変だ」と思わず，なぜそうなったかを少し考え，「これに対して何ができるか？」と問いかけてください。

方法2

体重測定を毎日行いますが，1～2週間に限ります。繰り返しますが，自分に期待せず，現実的かつ寛容な態度で臨んでください。このやり方の目的は，自分の典型的な日々の体重変動がどんなものかを知り，それを考慮に入れるようにすることです。そうすると，1日あたりの変動の良し悪しを判断する，自分の批判的思考パターンにも気がつくでしょう。たとえば「まあ，1kg減っているから，いい日になりそう」「これはひどい！ 0.5kg増えている，昨日はすごく頑張ったのに」（よくあることでしょう！），などです。いったんこうした自分の思考パターンに気づくようになれば，それを手放し，毎日の少しの正常な変動で自分自身を責めることも手放し始める段階に向かっているということです。

方法3

体重測定は（少なくとも定期的には）行いません。体重減少の判断基準として，身体の線が目立つズボン（ベルトが伸び縮みせず，伸縮性のない素材のもの）を使用してください。そのズボンはかつてちょうどよかったけれど今ではピッタリ過ぎるもの，あるいは，体重減少を正確に測るためにリサイクルショップから購入したものでもよいでしょう。月に1回程度試してみて，ゆったり感じるかどうか確認してください。

どんな方法でも，体重計で測った数値を見て，意味ある結果を日ごとに得ることは不可能です。週ごとに体重計の数値を見て，その結果をどう考えたらよいか，どうしてもわからないこともあるでしょう。このことが，体重計ではなく，自分の行動，いろいろな考えや気持ちを追跡し，把握することで，自分の進歩を判断することを勧める理由なのです。このアプローチでは，体

重に焦点を合わせることはしません。日々のより多くの選択をマインドフルに行うことに着目するのです。こうして，マインドレスな食べ方さえもバランスがとれるようになり，あなたは成功の感覚を抱き続けることになるでしょう！

次に進みましょう

　あなたはマインドフル・イーティングの背景と，核となる考え方について多くのことを学び，すでにいくつか試してみました。パート2では，いよいよそれらの実践を始めます。次章では，自己評価のアプローチ法を紹介します。それには，2つのやり方があります。マインドレス・イーティングからマインドフル・イーティングへと移行するための，何十もの，小さいけれど重要なステップに対する自己評価のアプローチと，食べ方や食べ物との闘いからどのように自分を解放するのかという全体像に対する自己評価のアプローチです。こうして，マインドフルネス，そしてマインドフル・イーティングを培う道を歩み始めることになるでしょう。

マインドフル・イーティングを実践する

第6章

開始するための方法

　パート2では，10週間のMB-EATプログラムや，それに関連するワークショップの構成にできるだけ沿って説明していきます。まず，マインドフルネス瞑想法を学ぶことから始め，次に，マインドフルネスを使って「内なる知恵」「外なる知恵」を培うことへと続いていきます。マインドフル・イーティングの要素を学ぶのです。具体的には，自分自身の空腹の体験をマインドフルに認識し，身体や心がいつ「十分，足りている」と示しているのかがわかるようになること，そして，マインドフルな気づきに対する幅広い能力を働かせることです。そうすれば，長年の悪戦苦闘の末に残った昔ながらの習慣に惑わされることは減っていくでしょう。

実践しよう

　さっそく，ここで紹介するプラクティスの最初の2つに取りかかりましょう。最初に，「成功するためのチェックリスト」のすべての項目に記入し，スタート地点を記録します。そうすることで，マインドフル・イーティングに向かっていく自分の足取りが確認しやすくなります。記入に要する時間はほんの数分です。記入したら，後のために脇に置いておいても差し支えありません。

　2つ目のプラクティス「あなたの1日を表す円グラフ」では，長い間存在していた苦闘の感覚を手放せるようになるにつれ，食事，体重，身体や全体

としての自分自身との関係のバランスがとれるようになることを学びます。先述の通り，この方法は，自分の現在の位置を記録するのに役立ちます。数週間後に再度すべて記入してもらいますが，自分がどれほど変わったかがわかるはずです。

　3つ目のプラクティスでは「成功するためのチェックリスト」に戻りますが，やや異なった使い方になります。これは本書の残りの部分を通じて，自分の進歩を確認するのに使用します。

プラクティス1

「成功するためのチェックリスト」

　「成功するためのチェックリスト」は，あなたがモチベーションを保ち続け，成功したと感じられるようにつくられています[1]。記入にはわずかな時間しかかかりません。現時点での自分の位置を知るだけでなく，食べ方に関してよりマインドフルになるための具体的な工夫の方法がわかります。

　すでに指摘したように，多くのダイエット法では，長期的に見て，より柔軟に食べるための変化について，ほとんど教えてくれません。私たちは日々，何をどのように食べるのかについて，とても多くの小さな決定をしています。食べ方をよりマインドフルなスタイルへと転換していくには，このプログラムがなぜ役に立つのかを知る必要があります。研究用に開発し使用しているこのチェックリストに記入すると，自分自身をほめて激励する機会が1日に何度もあることに気づくはずです[2]。その結果，自分自身の努力を現実的な形で理解し，みずから受容し，柔軟に捉えられるようになります。そして，習慣化された食事や生活スタイルへのかかわり方に持続的な変化が起こるのです。さらにこのチェックリストは，自分が変わろうとする際に，自分で仕掛けた罠に捕らえられることがないよう考えられています。罠というのは，たとえば，「決してない」から「いつも」に進もうとする誘惑（「お皿の上の食べ物を残すことは決してない」から「お皿の上の食べ物はいつも残す」へ），あるいは，「いつも」から「決してない」へ進もうとする誘惑（「いつもテレビの前で食べる」から「テレビの前で食べることは決してない」）です。しかし，こ

うしたことは現実的でしょうか，そもそも必要でしょうか？　比較的緩い目標を設定し，その成功に満足するほうが，ずっとよいのではないでしょうか。

「成功するためのチェックリスト」を利用すれば，あなたは自己への気づきが育っていることに容易に気づき，そのことをほめ，自分に役立つ数々の変化を起こしていくはずです。

そのリストには，さまざまな選択肢が含まれています（自分でさらに追加できます）。それは，もっとバランスのとれた状態にするために，長期にわたってその食習慣を増やすべきか，あるいは減らすべきかという観点から検討できるようにするためです。このリストによって，食事の種類や量だけに注目するのではなく，より健康的でリラックスした食事や食べ物とのかかわりに注目するようになるでしょう。それを次の「ダイエット」が終わるまでではなく，ずっと続けてみたいと考えるようになるはずです。また，全か無かではなく，自分に対して柔軟で現実的な目標を設定する方法も含まれています。

プラクティス：「成功するためのチェックリスト」を使って，できたことを追っていく

ほんの数分でできます。以下の手順に従ってください。

1．94〜95ページのチェックリストを見てみましょう。チェックリストはいつでも見返すことができます。ウェブサイトMB-EAT.comから同じもの，あるいは他の形式のものをダウンロードできます。

2．日付を書き込み，プラクティス2と3（そしてパート2の残り）を始める前に，今，リストを記入しましょう。

注意：パート1を読み通して，すでに変化が生じつつあるなら，本書のプラクティスを開始する前の思考や行動パターンに基づいて記入するのも大歓迎です。そうすれば，よりマインドフルになりつつあると，自分を最大限ほめてあげることができます！

3．それぞれの項目について，過去1週間に行ったり経験したりした頻度を評価しましょう（過去1週間に旅行などあまり典型的でない活動をしている場合は，最近の典型的な1週間）。「1週間で1回もない」から「1日に数回」までの可能性があるでしょう。自分をよく見せようとする誘惑は

抑えましょう。なぜなら，その誘惑の結果，どの時点で自分がうまくバランスのとれた食べ方に向かうようになったかがわかりにくくなるからです！　同様に，記入する際にがっかりしないようにしましょう。このチェックリストの重要な目的の1つは，行動を変えたり減量したりする際にしばしばみられる「全か無か思考」を避けることです。何かよいことを行う頻度が週に1回から数回になれば，大きな成果につながるかもしれません。同様に，イライラして食べるというような，何か問題のあることをするのが1日に数回から週に数回だけになれば，それは大きな変化です。それは多くの柔軟でバランスのとれた食べ方をしている人が行っていることかもしれません。

　記入済みのチェックリストは，プログラム全体が終わるまでしまっておいてかまいません。そしてプラクティス3で，また新たに取り組んでいきます。このプログラムで，自分がどれくらい進んでいるか見るために初回のチェックリストを振り返ったり，小さな変化を何週間かごとに確認すると，多くの人がとても驚きます。

プラクティス1の振り返り

　「成功するためのチェックリスト」にざっと目を通して，典型的なパターンを探せば，十分うまくやれている領域をいくつか発見するかもしれません。グループにいた女性は，不安な時に食べると，いつも自分に対して冷静さが失われる感じがしていたけれど，そういったことは実は週にほんの数回しかないことに気がついたとのことでした。

　「成功するためのチェックリスト」で自分自身を再評価するのは，パート2のプラクティスに少なくとも2週間は取り組んでからにしましょう。その後は，数週おきに確認するのでも問題ありません。プラクティス3で，どのようにこれを行えばよいかお教えします。では，プラクティス2に進みましょう。

成功するためのチェックリスト

増やすべきマインドフルな食事のスキル
1. 身体的に空腹な時がわかった
2. 心地よい満腹感を抱き始めたところで，食べるのをやめた
3. それほど食事を味わっていないことに気づいたところで，食べるのをやめた
4. ひと口ひと口を味わいながら，ゆっくりとマインドフルに食べた
5. 甘味や脂っこさ，塩味が強すぎたので，食べるのをやめた
6. 食欲をそそる食べ物を，「他の時にいつでも食べられる」と考えて食べるのをやめた
7. とても好きなものを食べたが，食べ過ぎることはなかった
8. 食事の時，風味や食感すべてを心から楽しみ，味わうようにした
9. 食事会や宴会などの社交の場で，ほどほどに食べた
10. 普段の食事に，より健康的な食品を加えた
11. 普段の食事から，不健康な食品の量を減らした
12. もう十分満足していたので，おかわりしなかった
13. 食べる前にカロリーを計算した
14. 全体のカロリーを減らすために，食べたくても量を減らした
減らすべき，マインドレスな，あるいは制限する行動や考え方
1. 何かモヤモヤ，イライラしたと感じた後に過食した
2. 「もう食べちゃった」から，太りやすいものを食べて，その後も食べ続けた
3. 何か別のことを先延ばしするために食べた
4. すでにお腹がいっぱいになったかを確認せず，お皿の上にあるもの全部（もしくはお菓子全部）を食べた
5. 退屈だったから食べた
6. 間食や食事の大半をマインドレスに食べた
7. カロリーを確認すると不安になり過ぎるので，確認を避けた
8. 自分の体重や見た目，食べることについて心配することに，多くの時間を費やした
9. 心配や気がかり，不安から体重を測った
他のマインドフルな生活習慣
1. 少なくとも10分間，瞑想を実践した
2. 少なくとも20分間，瞑想を実践した
3. 自分を監視するためではなく，自分の知恵にただ知らせるために体重を測った
4. 意図的に日中の活動を増やした
5. 運動をしている（あるいは運動量を増やしている）時に，自分の身体ができないことではなく，できることを評価した

1 =1週間で1回もない	2 =1週間で少なくとも1回	3= 1週間で数回	4 =1日に1回	5 =1日に数回	当てはまらない

プラクティス2

あなたの1日を表す円グラフ

マインドフル・イーティングを進めるにつれて，食事との関係が変わり始めるでしょう。非常に重要な変化の1つに，自分をいかなる人間として定義づけるかということがあります。新しいクライアントの多くは初め，自分自身を，体重と食べ物に気をとられ，悪戦苦闘している者と定義づけています。食べ過ぎで，制御不能，太り過ぎ，依存症，あるいは強迫症的と見なしているのです。たしかに，食事に悪戦苦闘し，それに多くの時間を費やしているかもしれませんが，彼らの生活はそれよりもずっと豊かで満たされています。彼らには家族がいて，仕事や学校があり，他にも情熱をもっていることがあります。食べ物に対する悪戦苦闘と他の生活領域との間のバランスをよくするために，次のプラクティスに取り組みましょう。

プラクティス：悪戦苦闘と「あなたの1日を表す円グラフ」のバランスを改善する

それでは始めましょう！　先を読みたい気持ちは我慢しましょう。

1. 典型的な1日の中で，自分の時間とエネルギーを，食事，体重，自分の身体に対してそれぞれ何％使っているか，考えてみましょう。目を閉じて，じっくり考えてみてください。自分の身体や食べ方について，どれくらい考え，執着し，嫌な気分になっていますか？　どれくらいの時間とエネルギーを，献立を考えること，食品の買い物，料理，食事，エクササイズ，食事や減量に関することに費やしていますか？　そのエネルギーの中には，ポジティブなものもあるでしょう。たとえば，友人や家族のために新しいレシピを使って料理してみること，健康的な食事を選択して試してみること，続けられる選択肢を検討すること，など。さしあたり，何％が心に思い浮かんだでしょう。90％，80％，60％，30％，もっと低いでしょうか。それらの間の数字かもしれません。どんな数字が心に浮かんでいるか，ただ確かめてください。一人ひとり違って

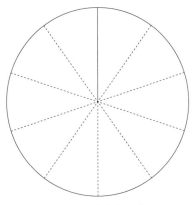

あなたの1日を表す円グラフ

いるはずですし，答えに正しいとか間違いというものはありません。数
字が心に浮かんでくるまで，次のプラクティスには進まないでください。

2．上に示すような円グラフを紙に描いてみましょう。円グラフは，典型
　的な1日で，起きている時間（完全な24時間ではありません）のエネルギ
　ー，時間，思考，経験の総量を表します。この円の各区分は，総時間・
　エネルギーの約10％を表しています。

3．ステップ1で頭に浮かんだ数字を思い出してください。その値に沿っ
　てグラフに黒線を描き入れます。たとえば，食事と体重減少にかける時
　間・エネルギーとして心に浮かんだ数値が50％なら，円グラフの半分
　のところです。70％ならグラフの区分7つ分，40％なら4つ分です。
　5％の場合は1区分の半分を使ってください。

4．生活における他の重要な領域のリストを作成しましょう。家族，仕事，
　趣味，ボランティア，精神的なことに関すること，などです。典型的な
　1日の中で，食事や食べ物，身体以外のどんなことに時間とエネルギー
　を費やしているでしょうか？　用紙の裏，または別の新しい用紙を使っ
　てください。

5．円グラフを再確認しましょう。ステップ4で挙げたすべてのことに費
　やすエネルギーが，円グラフと一致していないといけません。総時間と
　エネルギーはすべて1つの円の中に収まります。先に挙げた他の生活領

域は，円グラフの残りの部分に収まりますか？　たとえば，食べ物や体重に関する心配ごとに費やすエネルギーは75％だと決めた場合，残りの生活は25％に収まりますか？　仕事の時間として，本当にたった20％しか使いませんか？　それは円グラフのとこに収まりますか？　大切な趣味はどうでしょうか？　あなたの家族は？　食べ物や食事のことを思い悩む時間とエネルギーをずっと少なくすることは可能ですか？

　生活のこれら他の重要な領域を考慮するならば，あなたの場合，食事や食べ物，体重の心配についての最初の数値を少し変えるとすると，どのようにすればよいでしょうか？　現時点で，新しい数字が心に浮かんできますか？　厳密に正しい数字などありませんし，日によって，週によっても違ってくるでしょう。すべきことは，今のあなたにとって何がありのままなのかを探ることであり，それを価値判断することではありません。

6．数週間にわたって円グラフを何度か描いてください。生活の他の領域に費やした時間とエネルギーに関して，マインドフルに認識するようにしてください。1週間の中で，生活の他の重要な領域にどれくらいの時間を費やしているか考えてみてください。典型的な1〜2週間を過ごす間に，新しい紙の上の円グラフが自分の時間とエネルギーの使い方のバランスをおよそ反映していると感じるまで，何度か描き直すことをお勧めします。食事や体重に関する心配や先入観に加えて，食事や食べ物，外見などに関連する実際の活動を反映させるようにしましょう。多くの人は，料理や食品の買い物，食事を楽しむことで時間を有意義に過ごしており，外見にも多少のエネルギーを費やしています。かなりの時間を必然的にこれらの活動に費やす職業の人もいます。もちろんそれはそれで結構です。ここで話題にしているのは，そのバランスとは実際にどんなものなのかを認識し受け入れることであり，あなたがそれをうまく調節したいかどうかということです。

7．自分の円グラフをどのようにしたいか，考えてください。自分にとって最も重要なことに時間とエネルギーを注いでいますか？　あまり価値があると思えない活動に，時間とエネルギーをかけ過ぎていることはあ

りませんか？　食事や体重にまつわる苦闘を減らし，健康的で楽しい生活のバランスをつくるには，自分の本当の価値をどのような割合で円グラフに反映させるのがベストかよく考えてください。食事の準備時間，マインドフルに食べる時間，運動の時間，身体のケアに費やす時間など，どれくらいが適切かを考えてみましょう。

プラクティス２の振り返り

　繰り返しになりますが，「あなたの１日を表す円グラフ」には，正確に正しい数字というものはありません。みなさん一人ひとり違います。問題は，あなたが生活の中で大事にしている他のことと比較して，食べ物や食事が果たしている役割を認めたうえで，それらにどれだけ大きな役割をもたせるかを決めることです。自分の体重や食事のことを心配しそれにこだわっていると，他のことでもっと嬉しく楽しく過ごせたかもしれない時間とエネルギーが奪われることに気づきましょう。誰にでも，集中していない時や忙しい時，心がさまよう時があります。また，マインドフルになっている瞬間もあります。それはそれで結構ですし，自然なことです。楽しくとりとめのない空想，創造力を高める時間，ありとあらゆるものがあります。しかし，ぼんやりした心が，常に身体や容姿，体重についての心配のほうに向いているなら，他の可能性からエネルギーを奪っているのです。マインドフルになり，もっと自己を受け入れたならば，驚くべき可能性が開けるかもしれません。

　私がスーザンとこのプラクティスを行った際，彼女の心に浮かんだ数値は85％でした。彼女は約14kgやせたいと思って，あらゆるダイエット法を試み，約７kgやせるにはやせたのですが，その後，体重は元に戻ってしまいました。彼女は，10代の娘を含む子どもたちが自分の悪い習慣を真似するのではないかと心配だったこと，太っているので昇進を見送られているのではないかと恐れたことから，別の方法を試みたいと考えました。疑う余地もなく，彼女には，他に重要なことがたくさんありました。このプラクティスの中で，彼女はすぐに最初の85％という数値を考え直し，約65％に下げることができました。マインドフルネスの能力が増し，食をめぐる自信がつき高まるにつれ，不必要に体重や食事に執着している自分にはっと気づき，驚き，

そうした心配が生じた時には放っておくようにしたのです。彼女は，このプログラム全体を通して，食事や食べ物，体重に関するすべての問題について，自分が生活の他の部分とよりよく調和できていることに気づきました。さらに，自分や家族の食事に関して，より効果的に賢明な決定を下せていることにも気づいたのです。プログラムの終わりには，彼女は当初の85％を30％にまで下げたのでした。

プラクティス3

マインドフルな変化を生活に取り入れる

プラクティス3は，生活の中に取り入れてきたマインドフルな変化がどれほど多いかを理解するために，プラクティス1の終了時に立ち戻り，何度も時間をかけて「成功するためのチェックリスト」を埋めていくものです。可能であれば毎週あるいは隔週に1回，定期的にこのプラクティスに戻ってください。

1. 未使用の「成功するためのチェックリスト」に記入してください。1枚目から始めて，週ごとに毎回未記入の用紙を加えていってください。

2. チェックリストを記入する時には，前の週のことを振り返ってください。最初の週の回答と今週の回答を比較してください。変化があれば，その違いに最初に気づいてください。よくできました！

3. お望みであれば，各セクションに質問項目を追加することを検討してください。最初のチェックリストには記載されていないが気づくようになった，他の意味のある決まったやり方を明らかにするためです。

4. 次週に小さな変化を起こすことを目標に，3〜4項目を選んでください。とくに魅力を感じるもの，読んだり練習したりしたことに関連するものを選ぶとよいでしょう。

5. 各項目で達成すべき目標は1歩か2歩だけ進むことであると，心に留めておいてください。「決してない」から「いつも」に移行することではありませんし，その逆でもありません。そうではなく，「1日に数回」から「1日に1回」へ，「決してない」から「少なくとも週に1

回」へと進む，といったことです。

6．目標にした変化の実現可能性を確信できるよう，もう一度検討してください。1 〜 10点のスケールで，1点は「可能性が低い」，10点は「可能性は間違いなくある」だとして，その1つひとつの変化をいつまでも同じ状態に保つことができる可能性はどの程度でしょうか（「決してない」を「週に1回」にしようとしているだけだとしても）。目標達成の「可能性が低い」ならば，別の目標を選び，もっと経験を積んだ後で挑戦的な目標に取り組むことにしてはいかがでしょう。ただし，回答が中間的なものならそれでかまいません。

7．各目標にどう取り組むか，計画を立ててください。いつどのように変化を起こそうとするのか検討してください。日にちはいつでしょうか？三食の中で，どの食事ですか？　どの食べ物ですか？

8．長い目で見た時の，特定の変化の意味をよく考えてください。その変化は，生活をどのように改善するでしょうか？　その変化は，食べ物との関係をどのように変えるでしょうか？　その変化は，喜びや楽しみ，内面の安らぎをどのようにもたらすでしょうか？　苦闘をどのように減らし，自由の感覚をもたらすのでしょうか？

9．好奇心と探求心をもってこの旅に臨んでください。新しいマインドフルネスのスキルが身につけば，以前は難しいと考えていたことがずっと簡単に感じられるはずです。あるいは，計画した変化を起こすのは難しいこと，その実行については再検討が必要だということがわかる場合もあるでしょう。

プラクティス3の振り返り

　他の組み合わせに移ったり，頻度を変えたりする前に，少なくとも1週間程度は3〜4個の目標を守りましょう。短期的・長期的に見て，実現可能な小さなステップを見つけること。少しずつ長続きするパターンに移行していきます。変化を起こすことに対して素晴らしい気分になるはずです！

　変化を持続的なものにする道のりには，いろいろな試行錯誤や探索，自己への気づきや自己受容のプロセスが伴います。「いつも」から「決してない」

にするつもりでなければ，難しいだろうと思ったことが簡単に思えるかもしれません。反対に，簡単だろうと思ったことの難しさに驚くかもしれません。そうであれば，目標を到達可能で現実的なものに調整する方法はないでしょうか？

　その答えは，短期的な目標（来週中）と，長期的な目標（年をまたいで，生活に取り入れていくようなじっくりした変化）の両方について検討することです。たとえば，長期的な目標は「パーティーで食べ物をひと口ずつ味わうこと」になるかもしれません。短期的な目標は，「何にも邪魔されずに一人でとる食事の最初の数口を十分に味わう」となる場合もあるでしょう。

　本書の残りの部分をうまく乗り切りながら，何度も「成功するためのチェックリスト」に戻ってください。チェックリストの答えは時間とともに変わるでしょうし，始めた頃と比較してどれほどマインドフルになっているかを確認するために，その回答を利用してもかまいません。時々，自分の今の状況を，最初の記録と比較してみるのもよいでしょう。私たちのプログラムでは，約2ヵ月後にこうしたことを行うと，自分がどれだけ悪戦苦闘を断ち切りマインドフルになっているかにたいていの人は非常に驚き，進んで知りたいと思うようになります。

　新しい変化が習慣のように感じられるには，1ヵ月程度かかるかもしれません。最も効果があると思えるペースでなら，どんな目標でもかまいません。目標を設定し続けてください。最終的には，マインドフル・イーティングという素晴らしい習慣をますます実践できていることがわかるはずです。

次に進みましょう

　自分の食事や食べ物とのかかわり方の進展をあなたがどう評価しようとも，次のことを理解しておきましょう。それは，あなたは新しいことを試し，新しいマインドフルネスのスキルを用いて前進できるということです。初めての外国語や楽器，仕事上の課題を身につける時に学習や練習が必要なのと同じように，食事と食べ物との新しいかかわり方を学ぶ時にもそれが必要です。好奇心をもってこの旅に出かけましょう。柔軟性を保ち，1つひとつの練習

を実験と考え，ここまでの成功のすべてをほめ称えましょう。いっそうよく
なるチャンスに気づくだけでなく，すでによくできていることを喜ぶことで，
絶えず自分自身を強化するのです（たとえば「すごい，食事の最初のひと口を
本当に堪能できた！」「まあ，食べ物を残しても，罪悪感がなかった！」「おお，
気持ち悪くなる前に食べるのをやめられた！」）。1日のなかで自分自身をほめ
励ます機会は，数百回はないにしても，数多くあります。抱えている苦闘を
手放すことで，生活における他の価値あるもの——家族や仕事，何であれ自
分が大切にしているもの——にいかにエネルギーを使えるようになるか，そ
のことにも目を向けましょう。

以降の章の使い方

　一般的には，各章に書かれているプラクティスを順番通りに読み，活用す
るのがよいでしょう。多くのプラクティスをやってみて，より高度なバリエ
ーションは後にとっておき，核となるプラクティスがますます簡単になるよ
うに，何度も繰り返し行うようにします。そうするための最善の方法につい
て，各章にアドバイスが書いてあります。すべてひと通り行うのに10週間
（全MB-EATプログラムの実施期間）は必要ありません。一方で，あなたが長
年ともに歩んできた習慣を変えるには，10週間は決して十分ではありませ
ん。

第7章

マインドフルネスの基本

　残りの旅の土台となる，3つのプラクティスを始める時がきました。それは，マインドフルネス瞑想，ミニ瞑想，そして初めてのマインドフル・イーティング体験です。これらはマインドフルネスの土台となる特別な気づきと注意をもたらします。

　この重要なマインドフルネスの3つのプラクティスは，次のことを行うのに役立つはずです。

注意を「今，ここ」に向ける

　私たちの脳は，毎分何千ビットもの情報を認識して処理しています。意識に上る最も際立った情報や最も重要な事柄が何であれ，私たちの反応の多くは自動的に生じています。自分の呼吸に焦点を当てる方法を習得するにつれ，心が別のさまざまな思考や感情，記憶にとりとめなく向かっていることに，これまで以上に気づくようになります。また，注意を向けるということが自動的なプロセスであるかのように感じるのではなく，自分が注意を向けたいところによりうまく注意を向ける方法を習得していくでしょう。このとりとめのない心の働きは，自然で正常なプロセスです。しかしあなたは，心が自分を方向づけるというより，静かに，価値判断することなく，自分で自分の心を方向づけることができるようになっていきます。

　あなたの注意力の強い・弱いは問題ではありません。それは向上させることができますし，もっとマインドフルに気づくことができます。他の人たち

と同じように，自分の心がほとんど即座に平穏になり，意識内に侵入してくるおしゃべり（雑音）がごくまれにしか姿を現さないと感じるかもしれません。あるいは，自分の心の内でどれほど多くのおしゃべりが続いているか，以前より気づくようになるかもしれません。それもまたよいでしょう。その気づきは，おしゃべりが徐々に静かになっていく最初のステップです。時が経つにつれ，絶え間なく感じていたおしゃべりも，穏やかに，ゆっくりになっていくでしょう。けれども，瞑想の熟達者にも心の落ち着かない日があると言います。いつになく強いストレスや，差し迫った人生上の決断がその原因かもしれません。またワークショップでは，注意欠陥障害のために少々苦戦する人もいます。注意を向けられる，落ち着いた場所を見つけるには，たしかに時間が必要です。しかしいったんそれを見つければ，生活全体にもたらされるそのありがたみに驚かされるでしょう。

経験を価値判断することなく，マインドフルに認識する

重量挙げを繰り返すと，筋肉が鍛えられ，その結果どのような動作にも強さや安定感が得られます。それと同じように，呼吸や考え，気持ちや感情に焦点を当てることで，どんな状況であれ，マインドフルに認識する能力が高まり，内的な体験に気づけるようになります。注意の焦点を絞れるようになればなるほど，罪悪感や不安感ではなく，空腹感や満腹感，食べ物を味わう際の気づき，心の平穏をもたらす考えといった，自分の望むものに注意を向けていきます。

これを価値判断することなく行うということは，まず，湧いてくる考えや気持ち，感情に評価を下している批判的な内なる声に気づき，次に，それらをすべて手放すということです。価値判断そのものは人間の性ですが，私たちをリアルな経験から遠ざけます。これは，食事の経験，食べ物，そのほか人生に関する多くの経験に当てはまります。

食べ物はあなたが身体に与える贈り物です。あなたの細胞を，健康に必要な材料で養っているのです。食べ物はあなたの感覚をも養っています。私たちはこれまで以上に多くの食べ物が選択可能な世界に生きています。いろいろなものを食べられる可能性に対して，マインドレスに恐る恐るかかわるこ

ともできれば，敬意を払い楽しむこともできます。自分の選択や体験にマインドフルになり，さらに感謝するならば，毎回の食事が一変し，悪戦苦闘の感覚や過食がなくなっていくでしょう。

「内なる知恵」を活用する

　呼吸に，そして食事の体験に自分の心を置くやり方を身につけるにつれて，自分の欲求，空腹感，種々の感情，その他の食べるトリガーにどんどん気づくようになっていくはずです。そして，何を食べ，何を食べるべきでないか，より賢い選択ができるようになります。「おしゃべりな心」から「考える心」へ，そして「賢明な心」へと変わっていくイメージをもつと，このプロセスを通して，食にまつわるすべての決断や選択の数々をより力強く満足いく方法で行うことを思い描くことができるでしょう。単に「反応する」のではなく，いかに「対応する」かを身につけていくのです。

　食べ物を見た途端に「食べたい。食べるべきでない。我慢できない。大量に食べよう」と思うのではなく，その食べ物にしばらく意識を置き，いろいろな可能性を十分に理解することができるようになります。たとえば，「全然空腹ではないのだから，何も食べない」「後のためにとっておく」「今すぐに何個か食べる。ただし，ちゃんとひと口ごとに味わうようにする」「何か別のものを食べる」などです。ちょっとひと呼吸置くようになるにつれ，賢い選択肢が意識に上り，その中に最も適切と思えるものがあることに気づいて，驚くかもしれません。しかし，それには練習が必要です。まずは呼吸へのマインドフルな気づきから練習を始めてみましょう。

呼吸にフォーカスすることの有用性

　呼吸に気づき，集中する方法を身につけると，他の空腹・満腹の感覚，欲求，いろいろな考えや感情などに対しても，気づき，集中できるようになります。呼吸の観察は，マインドフルな気づきを磨く手法として効果的です。その理由は次のようなものです。

　呼吸は常に存在しています。そのため，呼吸に注意を向ける瞑想は，昼夜

問わずいつでも行うことができます。特別な道具はいりません。ただ目を閉じて，マインドフルに認識すればいいのです。いったん呼吸を使って瞑想することに慣れると，目を閉じることさえ不要になります。他人がいても瞑想できますし，あなたが何をしているかは誰にもわからないでしょう。

　呼吸は，心と身体の基本的なつながりの1つです。短く速い呼吸をする時は，不安感や怒り，恐怖が生じていることが多いものですが，そうした呼吸は，私たちが緊急時により素早く反応する助けとなります。より深くゆっくりとした呼吸は，リラックスした，落ち着いた状態を伴います。早く浅い呼吸から，意図的に，深くゆっくりとした呼吸にシフトすると，脳に対して「速く呼吸する必要はない」というメッセージを送ることになり，自動的にリラックスできます。このように，呼吸をゆったりと深くすることで，自分の心を，すぐに反応が必要な状態ではなく，気づいている状態へと変えることができます。

　呼吸とは，リズミカルなものです。瞑想実践の多くは，祈り，お経，スーフィー（イスラム教神秘主義）のダンス，ドラム演奏などのリズムに頼っています。リズムに――この場合は呼吸ですが――移行したり集中したりすることで，頭がいっぱいで強迫的な心の状態を遮断し，感情的でないリラックスした状態へと変化していきます。

　呼吸は知恵と結びついています。英語のbreathe（呼吸）の語源はラテン語のspiroですが，これは英語のspirit（生命力，魂など）やinspiration（霊感，創造性など）と関連しています。このように，呼吸という言葉は，知恵や精神的なものに結びついているのです。このことは，他の言語にも当てはまります。たとえば，中国語や日本語では，「気qui／chi」は，「生命力」や「生命エネルギー」と同時に「呼吸」も意味しています。

実践しよう

　あなたの希望次第で，次のプラクティスはすべて1回のセッションで行ってもよいですし，2〜3日に分割しても差し支えありません。ただし，書かれている順番通りに行ってください。また，次章に進む前に，プラクティス

の有用性を実感するのに1週間はかけるようにしてください。

プラクティス1

マインドフルに呼吸する

あなたがこれまで一度も瞑想をしたことがなければ，瞑想と聞いただけで怖じ気づいてしまうかもしれません。しかし，そのプロセスはとても簡単です。流れを説明しましょう。静かに座っていられ，ただし眠ってしまわないような時間と場所を選びます。自分の呼吸の質とリズムに注意を払います。浮かんでくる種々の考えや感情，これまでのいろいろな経験に，価値判断することなく気づく練習を行います。そして，あらかじめ決めていた終了時間になったらやめます。10〜20分間の瞑想を計画しましょう（詳細は110ページを参照のこと。10分または20分のオーディオガイドも利用可能です〔www.mb-eat.com〕）。

瞑想のプラクティスをする際は，静かな時間や場所を選びましょう。朝が最適な時間です。その日のために心を整える方法ですし，夜遅いと妨げになりがちな眠気もずっと出にくいからです。とはいえ，日中の他の時間でも大丈夫でしょう。オーディオガイドを使わない場合は，瞑想時間の確認用にタイマーをセットしてください（音量によりますが，鳴った時に驚かないよう，隣の部屋に置いてもかまいません）。可能なら，電話の着信音が鳴らないように設定しておきましょう。自宅の場合は，家族に邪魔されない場所に一人で座り，家族にはしばらく一人にしてほしいと頼むのがよいでしょう。もし小さな子ども（あるいはうっかり者のパートナー）がいる場合は，タイマーを予定した練習時間より数分長めにセットするとよいかもしれません。

後は，心地よく座り，目を閉じ，心とともにある呼吸に注意を払うというだけの，簡単なことです。

心地よく座るためのアドバイス

写真などで，あぐらをかくよう下肢を交差させ，片足を反対側の太ももの上に載せる結跏趺坐（蓮華座）の姿勢の瞑想を見たことがあるかもしれませ

ん。想像しただけで膝が痛むという人も，安心してください。瞑想をするのに，禅やヨガの達人のようになる必要はありません。

目標は，足や膝，背中に痛みや不快感が生じて気が散らないような，心地よい姿勢を見つけることです。ただし，あまりに心地よくて，ボーっとしたり眠りに落ちるのはお勧めできません。

多くの人にとっては，椅子か床に1枚（か2枚）のクッションを敷いて，座って行うのがよいでしょう。

〔椅子で行う場合〕

・直立していて，座り心地のよい，背もたれがしっかりした椅子を選びます。目を閉じて，何もかも静かな状況で，身体を飲み込むような柔らかい高級椅子やソファで覚醒を保つのは困難です。

・足は床に平らにつけます。もし足の長さが足りなければ，クッションを準備し，足をその上に置いてしっかり支えられるようにします。足を組んだりすると，すぐにアンバランスな感じが生じるはずです。

〔床で行う場合〕

・厚さ8～15cmのクッションか枕を敷いてお尻を支え，臀部（腰のくびれから大腿部にかけて横に突き出した部分）が足より高い位置にくるようにします。こうすることで，背中の痛みや緊張が和らぎます。

・床が木やタイルなど表面が固いものなら，クッションの下にヨガマットや毛布を敷きます。こうすることで，足や足首，下腿の不快感が強くなることを防ぎます。

床に座っていても，椅子に腰かけていても，頭頂部を天井のほうに向け，背筋を伸ばして座ります。顎を引き，少々内側にすぼめる感じにします。こうすると，首の後ろが伸びてリラックスするので，心地よく練習できます。背骨のバランスがとれているかどうかを確かめるために，ちょうどよいと感じる位置——前過ぎず，後ろ過ぎず——を見つけるまで身体を前後に動かしてください。椅子に腰かけているのであれば，背もたれから少し背中を離して，背筋を鍛えることを始めます。少し経って，居心地が悪くなった場合，たとえば足がしびれた，背中におさまらない痛みがあった，かゆみで掻きたくなったとしても，そのまま瞑想を続けてください。意識的に，もっと心地

よくなるまで，身体を十分動かしてください。その際，何をしているのかに集中してください。数分間，リラックスして椅子の背にもたれる必要があるならそうしてください，マインドフルに。そして，2〜3分以内に，もう一度，背もたれのサポートなしで，もっと背すじを伸ばして座ってみてください。このようにして，背筋はだんだんと鍛えられるでしょう。

プラクティス：マインドフルに呼吸する
準備が整ったら，次の順序で行ってください。
1．腹部から呼吸することを始めましょう。まず3〜4回の深呼吸から始めて，肩と腹部をリラックスさせてください。腹部は，息を吸った時に膨らみ，息を吐く時にはゆるみ，へこまなければなりません。正しく呼吸しているかチェックするには，右手を腹部に，左手を胸に当ててください。右手が呼吸と一緒に上下し，左手がじっとしていたら，正しい部位で呼吸をしているということです。普段，胸式呼吸を行っていると，初めはこの新しい呼吸法に違和感を覚えるかもしれません。心配いりません。腹式呼吸は，いずれは自然とできるようになります。この種の呼吸は，脳に対して真にリラックスしているという信号を送ります。
2．呼吸は，普段のリズムやペースと同じように，ゆっくりにしましょう。実際より大きく呼吸したり，いつもより深く最大限の呼吸をし続けたりする必要はありません。
3．呼吸を常に把握してください。息を吸う際，入ってくる空気が鼻先で冷たいことを感じてください。空気は喉の奥を降りていき，腹部に入りまた戻ってきて，出ていく際には鼻先でより温かくなっているという観察を続けてください。
4．注意が散漫になったら，ただ呼吸に注意を戻してください。意識が呼吸から離れ，いろいろな考え・感情・音など他の体験に移るのは，自然で正常なことです。価値判断せずに，単に意識が呼吸から逸れたことに気づき，そっと意識を呼吸に戻してやることは，このプラクティスでは大切な部分です。
　　初めてのあらゆる感覚に気づくようにしましょう。たとえば，鼻先の

空気，胸郭の拡張，腹部が上がる感じなど。

5．探求し，試してみましょう！　もし，呼吸をとくにはっきり感じられる身体の特定の部分が見つかれば――鼻先や喉の奥，腹部の上下など――その部分を最初の気づきの焦点にしましょう。あるいは，呼吸のすべての過程をたどってみてください。

⋯⋯

呼吸への気づきを用いたマインドフルネス瞑想実践

　この呼吸瞑想を行う間，指導がほしいと感じるなら，この瞑想法や他の瞑想法をウェブサイト（www.mb-eat.com）からダウンロードすることができます。最初の1週間は，詳細なインストラクションを使う，10分間の練習から始めるとよいでしょう。次の週は，簡易版インストラクションを使う10分間の練習に移行してください。次の週は，20分間の瞑想をしてください。一部の人々が好む，伝統的な長さの30〜40分間に時間を延ばしたいと感じるかもしれません。2〜3週の練習後には，練習用のオーディオガイドを使う必要がまったくなくなり，タイマーだけで十分と感じるかもしれません。

⋯⋯

プラクティス1の振り返り

　新しいスキルの習得と同様，習慣化するには毎日の練習が大切です。シャワーや歯磨きを決して忘れないように，練習が日課となっていくのがわかるでしょう。しかし，やり始めに1〜2日練習をしないことがあっても自分を責めないでください。再開すればよいだけです。

　練習する際には，自分自身の，短期的な目標を設定してください。目標は現実的なものにします。10分とか20分のセッションの間，呼吸に注意を向けた状態を維持しようとするのではなく（それは不可能です！），最初は，数を数えながら20回分の呼吸をたどることにするのです。その後，30回，50回，100回と増やしていきます。週に1回程度の，この数を数えるやり方で，自分がどのくらい進んでいるかわかるでしょう。もし，あなたが負けず嫌い

な人間でも，自分を責めないでください。私の経験では，100回の呼吸に意識を留められるようになるには，たいてい1年以上はかかります。呼吸を数えている時でも，あなたの注意がその間ずっと，呼吸にだけ向いているわけではありません。いろいろな考えや周りの音，感情の数々に気づくことでしょう。ただし，それに注意を奪われ過ぎて，呼吸の数がわからなくならないよう注意しましょう。練習を続けていけば，もっと高いレベルの持続的な気づきを増やしていくことができるはずです。

ワークショップの参加者からよく出る質問に，次のようなものがあります。

「瞑想するための10分間を確保するにはどうすればよいですか？」

とても忙しいのであれば，マインドフルネスの練習を，重荷と思うのではなく，時間と空間という素敵な贈り物と考えてください。あなたは，1日に10〜20分間は，あまり利益にはならないいろいろな趣味や気晴らしに費やしているはずです。1日に10分間は，新聞や雑誌を読んだり，テレビを見たり，ネットサーフィンをしたり，電話でおしゃべりしたりしているのではないでしょうか。趣味や気晴らしと違って，マインドフルな気づきを培う一瞬一瞬は，有益な時間の使い方です。これ以上賢明に時間を過ごすことなどできないのではないでしょうか。「とても忙しいので」と言い訳したくなったら，「その時こそ，瞑想する必要がある」と自分に言い聞かせてください。

「腹式呼吸をすると，軽い目まいを感じます。これは普通のことですか？」

それは正常なことですが，理想的なものではありません。呼吸が速すぎたり深すぎたりで，十分息を吐いていないかもしれません。呼吸の速度を落とし，1回吸うごとにゆっくりと4つまで数え，少し間を置き，1回吐くごとに再び4つ，あるいは5つか6つまで数え，息を吐き切ったのを確かめてから，次の呼吸に移りましょう。

「瞑想すると，身体が浮いているように感じられることがあるのはなぜですか？」

自分の身体の所在がわかるのは，関節と筋肉から絶え間なくフィードバッ

クがあるからです。そのフィードバックがわずかになったり，なくなったりすれば，身体の感覚を見失うかもしれません。身体が浮いているように感じられたら，自分が微動だにせず座ることができるようになったということです！

「考えるのをやめられない時，何をすべきですか？」

最初のうち，心が平穏で，リラックスしているとしても，注意は散漫になってくるはずです。周囲のいろいろな音に気づくかもしれません。右足がかゆくなってくるかもしれません。考えや思いが，頭の中でペチャクチャ言い続けているかもしれません（「これでやり方は合っている？」「今夜のテレビは何をやっているかしら？」「そういえば，洗濯物は乾燥機に入れたかしら？」）。あるいは，いろいろな記憶が浮かび上がってくるかもしれません。注意散漫な心は，頭の中のto-doリストに向かったり，空想に引き込まれたりするかもしれません。そして，価値判断の思考（「これはすべきではなかった！」「あれをすべきだった！」「あの音は嫌い！」「かゆみについて考えるのをやめられないのは，なぜなの？」）に気づき，それを手放すのは難しいでしょう。この場合も，先ほどと同様，最初の一歩は，そうした考えや思い（「ああ，これは価値判断の考えだ」「ああ，これはかゆみだ」「ああ，これはイライラ感だ」など）に単純に気づくことです。そして，反応しようとする衝動を手放すことです。だんだん簡単にできるようになってくるはずです。

シンキングデイ（2月22日のWorld Thinking Dayはガールスカウト活動の一種で，世界中の姉妹のことを考える日とされ，テーマに沿った活動がなされる）でよく行われているような，1つの考えに没頭してしまった自分に気づいた時には，それが起こっていることにただ注意を向け，ゆっくり何度も繰り返し，注意を呼吸に戻してください。

さあ，一緒にイメージしてみましょう。素敵な小川のほとりに自分が座っているのを想像してください。傍を流れる川の表面のさざ波をじっと観察することと，自分の呼吸の上下動を観察することは似ています。水の中の1枚の木の葉に気づくと，普段の思考の過程では次のようになるでしょう。「まあ，とても赤い木の葉！　楓の葉だわ！　おっと，庭の落ち葉を集めてくれ

るように管理人に電話するのを忘れてた。忙しいのかもしれない。うーむ。隣の家の息子さんが葉っぱを掻き集められるかどうか，確かめてみようかしら。8月から，彼らとは全然話してないし。メキシコへの家族旅行はどうだったのだろう？　私たちも来年行こうかしら」等々。マインドフルな気づきとして，小川の木の葉が赤い色をしていて，楓の葉で，素敵だとわかるでしょう。でも，そこから，いつもの自由な連想の中を漂うのではなく，小川を観察することに戻るのです。練習するにつれて，自分の心がさまよい始めたことに早く気づけるようになります。あなたはゆっくりと自分の呼吸に戻っていくことを繰り返します——何度も何度も。

　しかし，これが本当に実行困難であったり（練習開始時にはそんなものでしょうが），いろいろな考えや思いがしつこく続くようであれば，「おしゃべりな心」と「さまよう心」が鎮まり，もう一度ただ呼吸できるようになるまで，数分間，次に挙げた方法のどれかを試してみてください。

- 呼吸と一緒に数を数えます。何回か10まで数えてみてください。これは，「おしゃべりな心」から具体的なものに焦点を移して，いろいろな考えや思いを鎮めるのに役立ちます。
- しばらくの間，簡単な瞑想マントラに集中してください。たとえば，「オーム（Om）」「ピース（Peace）」「ひとーつ（One）」などの言葉です。ただ，知り合いの名前は使用しないようにしましょう。それはあまりにも多くのことを連想させますので！　呼吸のリズムに乗せて，静かにこのマントラを繰り返してください。
- 自分のいろいろな考えや思いに名前をつけてください。「計画」「心配」「感情」などの言葉で，自分の考えや思いを簡潔に表現するのです。たとえば，瞑想している時に「これを処理しないと……」と考えたなら，それは「落ち着きのない感情」とラベリングできるのではないでしょうか。このラベリングは，自分の考えや思いと，それに対する自分の応答との間に少し距離を与えることになります。

　呼吸に戻るたびに，あなたは自分の心を訓練しているのです。「おしゃべりな心」なのか，「考える心」なのかに気づくことは，「賢明な心」への道を創造することにつながる，大きな達成です。ですから，「さまよう心」に気

づくたびに，落胆するのではなく，心地よくなってください。最終的には，心は徐々にさまよわなくなり，その瞬間瞬間に集中する能力が磨かれていくはずです。

「数分間でも瞑想しようとすると，いろいろな考えや記憶が浮かんで，気持ちが混乱し，落ち着かない気持ちになります。どうすべきでしょうか？」
　そうした不快な記憶や考えは，気づきの感覚をもたらしながらただ通り過ぎていきますが，より用心深く注意することが必要な場合もあるかもしれません。過去の生活上のトラウマや他の未解決の問題に関連している可能性もあり，専門のセラピストと一緒に，まさにその問題を取り扱う必要があるかもしれません。また，自分のいろいろな経験に対する深い気づきを涵養するために，両目をほんの少し開いたり，そうした考えやイメージをまるでスクリーン上にあるように見たり，あるいは単にミニ瞑想法（プラクティス２，118ページ参照）を利用したりすることによって，これら過去の経験をうまく扱い，妨げることもできるでしょう。

「あまりにも多くの練習を妨げるものに取り囲まれている時は，どうしたらよいでしょうか？」
　隣の人が芝を刈っていたり，道路がやかましかったり，飼い犬があなたを悩ませたりするかもしれません。周囲で起こっていることに気づいたら，自分自身を責めるのではなく，喜んでください。ある女性は，最初の週の瞑想の間，飼っている騒々しい犬をどうにもできませんでした。彼女が座ると，犬は落ち着きなく行ったり来たりし，彼女を嗅いでクンクン鳴いたりしました。私は彼女に，「犬は，今，何をしているのか？」というテーマで瞑想を試してみるように勧めました。犬をなだめようと立ち上がったり，イライラと犬に反応したりするのではなく，じっと座って，心で犬を観察することを提案したのです。「それがあなたの意識が向かっているところです。犬が何をしているのか，完全に認識できるようになってください」と。その後のセッションで，彼女は次のように報告しました。「驚きです！　犬は私をイライラさせなくなりました。静かになったんです。瞑想していると，私の隣に

座っているのです」と。また別の参加者は，時々聞こえていた列車の汽笛を
ただ聞いていることを認識しました——汽笛に対するいらだちを感じずに。
彼女は，いらだちがだんだん少なくなっていることに気づき，驚いていまし
た。

「友人が地域の瞑想グループに参加していますが，瞑想練習はその時だけ
だそうです。家で瞑想せず，それに参加しても大丈夫でしょうか？」

　両方計画してみるのも1つの手かもしれません。グループでは役に立つサ
ポートを提供してくれますし，頻繁に練習すればスキルは深まります。研究
が示すところでは，20分間程度の規則的な練習によって，よりマインドフ
ルになり，効果的にマインドフル・イーティングのスキルを使えるようにな
るとのことです。たとえば楽器演奏を習う場合，どうでしょうか？　週1回
のレッスンでは十分とはいえないでしょう。本当に弾けるようになるには練
習しなければなりません。

「私はマントラを用いた瞑想のやり方を学んできました。瞑想練習として
マントラを用いたやり方を続けるのは，なぜよくないのでしょうか？　と
てもリラックスし，落ち着くのですが」

　マントラ瞑想は，呼吸よりもっと具体的なもの（言葉や音）に集中するの
で，とても役立ちます。しかし，マントラ瞑想は，マインドフルネスの本質
と目的である，他の経験が生じた時にそれを単に観察する能力を涵養する点
では，それほど有用ではないかもしれません。結局のところ，あなたが呼吸
のようなニュートラルなものに集中する訓練をできるのであれば，種々の考
えや感情，他の経験など，どんなことが生じてもそれに対して集中できるは
ずです——瞑想中も，日常生活でも。呼吸に注意を払うことで，たとえば食
事中に，静かに素早く他のところに移る余裕が生まれます。マントラに注意
を払うと，こうした他の経験から意識が逸れる可能性があり，役立つ時もあ
ればそうでない時もあります。

瞑想していると，こんな感じになります――

　自分の心を完全に静かにすることはできないことがわかります。瞑想とは，心を空白にするということではありません。問題は，114ページの楓の葉の例で示したように，いろいろな考えや衝動に反応したり，従ったりすることなく，観察するということなのです。自分の考えや思いに気づいたら，それはあなたが意識し，正しいことをしており，間違ったことをしていないことを意味します。いろいろな考えや感情には，気づいて然るべき非常に重要なものもあれば，ただ通り抜けるだけのものもあります。そうしたものを事実だと受け入れて（「ああ，自分のto-doリストについて考えているところだ」），そして呼吸に戻ってください。そうした思いや考えが急速に力を失うことに驚くことでしょう。

　困難ですが，やりがいのあることです。自分の心を鍛えるものですが，筋肉を鍛えるのとよく似ています。新しいエクササイズプログラムを開始する際，「呼吸が荒くなっている。何か間違ったことをしているに違いない」とは思わないでしょう。もっと練習すれば呼吸が落ち着くとわかっているのではないでしょうか。瞑想を続けるにつれて，駆けめぐる考えや焦った感じ，落ち着かない感じも和らいでいくはずです。

　ボーッとしているのではありません。瞑想の流派には，深くリラックスした催眠に似た状態に導くものもありますが，ここで行おうとしているものにそうした意図はありません。マインドフルネスでは，覚醒していることが肝心です。眠りに陥るものではなく，催眠とは正反対です。マインドフルネスは，とくに食事中がそうですが，1日のあらゆる瞬間をしっかりと生きていく能力を身につけるものです。同時に，練習するにつれて，深いリラクゼーションと内面の平穏な状態に，数分間，最終的には練習のほとんどの間，入っているのに気づくかもしれません。それはとても心地よく感じられることがあります。続けていくと，忙しい1日の最中に困難な問題に直面した時でも，その平穏さの感覚を得られることに気づくでしょう。

プラクティス2

ミニ瞑想とは

長い瞑想実践では，日々の生活のあらゆる面に焦点を当て，質の高い意識を張りめぐらせるように訓練しますが，ミニ瞑想は日常の状況，とくに食前や食事中に役立つものです。

この瞑想は，文字通り，「短いマインドフルな時間」です。ミニ瞑想はたとえば，1～2分間あるいはわずか数秒間だけ続きます。その間，観察したいもの――ある1つの考え，1つの感情，どれくらい身体的に空腹か，ほんの数噛みで味わう大好きなデザートの美味しさ，といったもの――に対して，「駆けめぐる心」をそっと向けます。

目を閉じてもよいですが，最終目標は，目を開けているかどうか，座っているか立っているかにかかわらず，どこでもミニ瞑想ができるようになることです。目を開けていれば，誰も瞑想をしているとは気がつかないでしょう。にぎやかなレストランや重要なビジネスランチの最中でさえ，自分の空腹感や目の前の食べ物，食事の計画に関する考えや感情に気づくことができるようになるでしょう。これまでいつも注意を惹きつけられてきたところではなく，自分が向けたいところに注意を向けることができるようになるはずです。

プラクティス：ミニ瞑想

ミニ瞑想をする準備ができたら，次の手順でやってみましょう。

1. 最初に数回，深い呼吸をします。空気が最後まで腹部にスーッと流れ込むようにすることを忘れずに。身体のどこかが緊張しているようであれば，息を吐く時，その部分を意識して呼吸するのを想像し，筋肉をリラックスさせてください。そして，呼吸をゆっくり普段のペースに落としていきましょう。ミニ瞑想をするのに深い呼吸は必ずしも必要ないと気づくかもしれませんが，最初に深い呼吸を行うことは，あなたの意図を心と身体に知らせるのにとても役立ちます。

2. 自分の心を認識し，望むままに注意を向けましょう。「アイスクリー

ムが心底食べたい！」というような，湧き上がってくるいろいろな気持ち，身体の感覚，種々の思いに応えたいと思うかもしれません。それは，本当に空腹だからでしょうか？　好きなブランドの広告を見たからでしょうか？　あるいはその両方？

3．気づいたことを価値判断しないでください。ただ，そのことすべてに気がつけるようになってください。あなたは今，自分の体験の観察に数分かけられる能力，それに自動的に反応するのではなく，どう対応するか「選択する」能力を涵養しているところなのです。

プラクティス 2 の振り返り

ミニ瞑想は，日中の好きな時間に，好きな頻度で，とくに食事前と食事中に行ってください。このやり方に馴染んでいけば，どんな状況でも，目を閉じることなく，すぐできるようになるでしょう。どんな活動にも気づきをもたらしてくれます。私の場合，おそらく，1日に100回ほどやっています！ほんのちょっと空き時間ができたら，いつでもやってください。たとえば，信号待ちの車の中，食料品店で列に並んでいる間，遅れている友だちを待っている間，などです。目は開いたまま，自分の意識を，考えや思い，気持ち，感覚に移行させ，自分自身に「どんな感じ？」「心で経験しているのは何かしら？」「ここで何が起こっているのだろう？」と問いかけましょう。そのうちに，自然にいろいろな考えや感情，行動に前よりも気づくようになるでしょう。こうしたことは，少し前まで自動的に生じていて，あなたが注意を払っていなかったものです。たとえば，車が渋滞して動かない時にミニ瞑想をすると，最初，自分がどんなにイライラしてきているかということや，身体の緊張，それと関連した否定的な判断（「どうして彼らはタイミングよく信号に反応できないんだ？」）などの考えに気づくかもしれません。しかし，次には，自分が呼吸をゆっくりにすれば，このような反応をせずに済ませることができると実感するかもしれません。最後には，あなたの気づきと知恵を，この数分の時間をもっと積極的に活用することに広げられるかもしれないのです！

ミニ瞑想をいつも忘れてしまう場合は，どうしたらよいでしょうか。これ

は多くの人の関心事です。1つの解決策は，毎食事前や，通常一人でとっている食事の前に，一度実行すると決めてしまうことです。他の対応策としては，小さなステッカー（スマイルマークや花，注意を引くものなら何でも）を，キッチンなど重要な場所に貼って，気づけるようにすることです。一番食欲をそそるスナック食品を保管しているキャビネットにステッカーを貼るのもよいかもしれません。マインドレスに食べてしまいそうな食べ物が入っている袋や箱でもよいでしょう。これは，自分を管理するためではなく，ただ確認するよう注意を喚起するために用います。

　自分用のステッカーは，想像上のものでも差し支えありません。ワークショップ参加者のジェーンは，大きなプレッシャーがかかる時はいつも仕事中に間食してしまうことがわかっていました。彼女は，最初はコンピューターのスクリーンの傍にステッカーを貼りました。しかし，そこにあることに慣れてしまい，ステッカーに気づかなくなりました。そこで今度は，オフィスのドアの枠に1枚貼り，会議に向かう時いつも見えるようにしました。彼女はまた，自分のストレスの大半が上司に関係していることに気づきました。そこで私は，「上司に会う時はいつもその額にステッカーが貼ってあるのを想像してごらんなさい」と提案したのです！　その上司は彼女のストレス食いのトリガーになっていたので，その視覚化は素晴らしく効果的でした。

プラクティス3

マインドフルに4粒のレーズンを食べる

　ミニ瞑想に慣れたら，すぐにマインドフル・イーティングの力を育むことを始めて結構です。これは，ミニ瞑想のプラクティスを始めた日にできるかもしれませんし，もう少し時間がかかるかもしれません。私は，ジョン・カバットジンのとくに有名なマインドフルネスストレス低減法のプログラムから，レーズンをマインドフルに食べる練習を取り入れ，その練習をもとに，気づきの許容範囲をほんの少し広げるよう応用しました。どんな食べ物でもマインドフルに食べることが可能ですが，ここはレーズンから始めましょう。それはシンプルな食べ物です。私たちが普段それをどのように食べているか，

考えてみましょう——マインドレスに，そしてひと摑みで食べていますね。

　あなたがレーズンが好きか，どちらでもないか，むしろ嫌いかということは問題ではありません（乾燥クランベリーを使うこともできます）。レーズンを新しい方法で体験するこのプラクティスから，今後恩恵を受けるでしょう。もし以前にこのプラクティスをやったことがあっても，このバージョンでは，レーズンを再度新しい方法で体験します。

　プラクティスに取り組む前に，ほどよい品質のレーズンが手元にあることを確かめてください。このマインドフル・イーティングのプラクティスを存分に体験するため，少なくとも15分，レーズンに手を出さず，近くに置いておきましょう。

　レーズンを使ったマインドフル・イーティングの練習の音声ガイドは，www.mb-eat.comから入手できます。あるいは，本書の説明に従ってその練習を進めてもよいでしょう。しかし，オンラインの瞑想は少なくとも一度利用してみるとよいと思います。そこでの瞑想のペースや体験は，本書で紹介する他のプラクティスにも引き継がれていくからです。いずれにせよ，本書のインストラクションを読むことで，互いに補完し合うことになるでしょう。ただし，123ページの「プラクティス3の振り返り」を読むのは，この瞑想練習が終わってからにしてください。

プラクティス：マインドフルに食べる

　4粒のレーズンをナプキンかお皿の上に置きましょう。そしてミニ瞑想の時のように，目を閉じ，2〜3回の深呼吸をして自分に意識を集中し，落ち着きましょう。

1．集中し，リラックスした状態でいましょう。そして目を開け，レーズンを1つ選びます。今まで食べたことも見たこともないものを見るような，新鮮な気持ちでレーズンを見つめましょう。何に気がつきますか？　そのレーズンは何に見えるでしょうか。そのサイズや質感に気がつくでしょう。では，目を閉じ，レーズンを鼻の高さまで持ち上げましょう。どのような香りがしますか？　唇にそっとこすりつけたら，どんな感じがするでしょう？

2．目を閉じたまま，しばし口の中にレーズンを置いておきましょう（た
とえば5つ数える間）。その間，噛まないでください。ただそっと舌でレ
ーズンを押さえ，口の中を転がしてみて，どのように感じ味わえるか意
識しましょう。

3．ゆっくりと噛み始めます。ひと口噛むごとに，ほんのわずかな味わい
も体験してみましょう。噛んでみると，レーズンの味はどのように変化
していくでしょうか？　噛み続けると，味は変化しますか？　一瞬一瞬，
口の中のどの部分がレーズンを噛んでいるでしょうか？　飲み込みたい
衝動に駆られるのはいつでしょうか？　それはどんな感じでしょう？
あなたがそのレーズンの心地よさのすべてを味わい尽くすまで，噛み続
けましょう。そして，レーズンを飲み込んだら，どんな感じや味が続く
でしょうか？

4．2つ目のレーズンで同じことをやってみましょう。そして3つ目でも。
どのレーズンも，感覚すべてを使って体験してみましょう。急いでいな
いか確かめながら，好きなだけ時間をかけてください。これらのレーズ
ンの質感，香り，味がそれぞれどのように似ていて，どのように違うか
に気づきましょう。何か驚きがありましたか？　これらの小さな3粒の
レーズンから，食べ物のエネルギーを自分の身体の中に取り込んだこと
を感じてください。

5．自分のいろいろな考えや気持ちすべてに気づきましょう。あなたの考
えや気持ちは，レーズンについて価値判断しているのでしょうか，それ
とも，レーズンに対する自分の反応を価値判断しているのでしょうか？
（「わぉ！　これは私が思っていたより硬いわ。これ，ちょっと気が抜けた感
じ。むー。新鮮なレーズンが買えたらよかったのになぁ」）。3つ目のレー
ズンで，自分がレーズンについて何を知っているか考えてみましょう――
どこで栽培されたのか？　どんなふうに収穫されるのか，パッケージさ
れるのか？　そこからどんな旅路を経て届いたのだろうか？　農家から
店のレジまで届くのを可能にした関係者はどんな人たちだったんだろ
う？　そんなことを考えながら，そのレーズンから最大限の味わいと満
足を感じ取れるまで，マインドフルに噛み続けましょう。最後に，マイ

ンドフルに飲み込むことに決め，この小さな食物エネルギーのかけらを
身体の中に届けましょう。

6．4つ目のレーズンを手にしようとする前に，ひと呼吸おいて考えまし
ょう――本当にそれが食べたいの？　そのレーズンを手に取って食べる
のか，そのままにするかを決めましょう。前もって決断をしないように
心がけてください。他の3粒を食べ終えた時に1回だけ，そのことを考
えるのです。今，あなたが食べると決めたのなら，4つ目のレーズンは，
最初の3粒をマインドフルに味わったのと同様に，味や質感，自分のい
ろいろな考えや感情に気づきながら食べましょう。

7．4つ目のレーズンを食べたか否かにかかわらず，どのようにその決定
をしたのか，よく考えましょう。決定のプロセスはどうだったでしょう
か？　あなたの考えや懸念，心配はどうでしょう？

8．あなたの気づきを呼吸に戻して，プラクティスを終わりましょう。2
回か3回，深い呼吸をしましょう。あなたの意識を自分の身体に戻し，
そして目を開いてください。

プラクティス3の振り返り

注意：プラクティス3が完了するまでは，くれぐれもこのセクションを読まな
いようにしてください。

この体験が，普段，レーズンや似たような食べ物を食べる時と，どんなふ
うに似ていて，どんなふうに異なっていたかを考えてみてください。いつも
どんなふうにレーズンを食べますか？　プラクティスで食べたレーズンの味
は，予想したのとは違いましたか？　もしそうなら，どんなふうに？　何か
他に驚いたことはありましたか？　どんな考えや思いがプラクティス中に心
に浮かびましたか？　感情はどうだったでしょうか？

あなたの場合，ワークショップの参加者の多くと同様，3つ目のレーズン
は最初のひと粒ほど美味しくなかったという結論でしたか？　参加者に対し
て，4つ目のレーズンを食べるか否か選ぶようにさせると，なかには食べた
いという強い衝動はまったくないと気づく人もいます。それでもやはり，た
とえば「もうひと粒食べるべきか？　食べないでいるべきか？　もっと食べ

たいのか？　もっと食べるべきか？　食べたくはないけれど，レーズンがそこにある。本当に，ただ放っておくべきだろうか？　でも，食べ物を残してはいけないと言われた」など，心は闘っています。この意識の中の葛藤は，単に食べ物を残すか，自制するかという自分の考えの産物にすぎないとわかると，その葛藤が明らかになり，自分自身の賢明な心を用いていくことができるようになります。他の食べ物をもうひと口食べるかどうかを決める際にもこうした考えが浮かぶことがあるか考えながら，この点に関して自分に何が起こるか探ってみてください。

次に進みましょう

　あなたは今，マインドフル・イーティングを始める下地づくりを進めています。次章に進む前に，この数日から1週間で学んだことを練習するようにお勧めします。静座瞑想やミニ瞑想の練習を続けましょう。それは，生活のすべての部分においてマインドフルに食べることを可能にする，非常に貴重な方法です。マインドフルに，小さくかじって食べられるようになるために，そのやり方を用いて，さらに多くの食べ物を長い時間をかけてマインドフルに体験し，その練習を毎日少しずつ生活の中に取り込んでいくことが求められます。レーズンを食べるのに費やした数分の時間は，これから各章を読み進めていくにつれ，他のものを食べる体験にも新しい性質をもたらしてくれるでしょう。あなたは，これまで経験したことのない形で，食べることを楽しみ始めることでしょう。

　次の3つの章では，最初に，空腹，味，満腹への気づきの核となる，さまざまな「内なる知恵」のプラクティスを紹介します。次に，第11章では，「500カロリー・チャレンジ」などの，「外なる知恵」のプラクティスの準備をすることになります。先へ進むにつれて，より力強い方法で，「内なる知恵」と「外なる知恵」それぞれのスキルをつなげることを始めていきます。

第8章

....

本当の空腹を感じる

　ここまで，１週間ほどかけて，マインドフルネス瞑想とマインドフル・イーティングを探求してきました。ここからは，身体的空腹感の体験を培い，「内なる知恵」とさらにつながる練習を始めていきます。本章の初めの２つのプラクティスでは，食事と食事の間に体験するいろいろな種類や強さの空腹感について，くわしくなる方法を紹介します。３つ目のプラクティスでは，食事の途中や間食の直後に空腹感をマインドフルに認識することに取り組みます。そして最後のプラクティスでは，いろいろな時に生じる身体的空腹感と，他のメッセージやトリガーとの違いを探っていきます。これらのプラクティスは互いに補完し合っているので，間を置かずに取り組むのがよいでしょう。もしくは何回かに分けて，数日から１週間にいずれか１つを集中的に行うこともできます。

身体的に空腹であると感じることの価値

　第３章は，身体的空腹感を理解することへの導入でした。あなたはすでに，これらの感覚をマインドフルに認識し始めているでしょうか？　血糖が低い時，どのような身体感覚がありますか？　お腹は鳴りますか？　食後，空腹感がいつ戻るか気づきましたか？　４時間後でしょうか？　６時間後でしょうか？　これらの質問に答えられない人もいるかもしれません。しかし，本章のプラクティスを終えるまでには答えられるようになるでしょう。

空腹感のサインを，強力にかつ明確に体験する人もいれば，もっとぼんやり感じる人もいます。これは，あなたがシグナルに気づけないということではありません。あなたはもしかしたら，頻繁に食事制限をすることで（たとえば朝食を抜いたり，昼食を軽くするなど），多くの時間を空腹で過ごすことになり，空腹に注意を払うことをやめてしまったのかもしれません。もしくは，恐怖心や日頃の習慣から，しょっちゅう間食をする「だらだら食い」になっており，めったに自分を空腹にしないのかもしれません。だらだら食いをしていた私のクライアントの中には，両親が十分に食べることができない家庭の出身であったため，幼少期から空腹感に対する恐怖心をもっていたことに気づいた人もいました。

　MB-EATプログラムで空腹感のマインドフルネスについて教えると，多くの人がたった数日で，それまでよりも空腹感に気づくようになり，それを味わう力と感度は時間とともに高まっていきます。始めるには少し努力が必要かもしれませんが，すぐ習慣にできます。マインドフルな気づきを得るにはわずかな時間しかかかりません。

　この章のプラクティスは，次のことに役立つでしょう。

- **身体的空腹感の理解**。私は，「私の」空腹感がどのような感覚かを知っていますが，「あなたの」空腹感がどのようなものかを教えることはできません。あなたのお腹は空腹をどのように感じますか？　低血糖の時はどのように感じるでしょう？　よだれが出る場合はどうでしょう？　しっかり食事した後で，大好きなパイを見て「もしかしてまだお腹が空いている？」と考えたことがありますか？　身体はパイを必要としていなかったけれど，あなたの口からは依然としてだ液が出ている。そうした自分の身体からの空腹のシグナルに可能な限り気づくことができるかは，あなた次第です。

- **真の身体的空腹感と，その他の食べるトリガーとの違いを知る**。本当に身体的に空腹か，そうでないかを一度区別できるようになると，他の食べるトリガーを認識し，バランスをとるための情報を利用できるようになります。自動操縦のように食べ続けるのではなく，知恵をもって食べるのです。私のワークショップに参加したマリアンヌは，自分の身体的

空腹感を認識できるようになった直後のある午後，重要な仕事のミーティング前にイライラした感情に気づいたと語りました。それは空腹感だったのでしょうか？　それとも，神経質になっていたのでしょうか？　彼女は，「昼食を食べてから数時間たっている。たしかに，今，ストレスを感じている。でも，ちょっとした軽食で済ませられる」と思いました。そして職場に持参したリンゴ1個を食べて，集中し，落ち着いた気分で，空腹が和らいだ状態でミーティングに向かったのです。その他のトリガーには，特有の思考や社会的イベント，食べ物の存在や単なる習慣（夕食の時間だ。ということはお腹がすいているに違いない）もあるでしょう。

・**何を食べるかについて賢い選択をする。**空腹感をマインドフルに認識することにより，食事が身体にどのように影響するかについて，多くの知恵がもたらされます。砂糖の入ったジュースを飲むと血糖の速やかな上昇（そして下降）が引き起こされ，その後急激に，再び空腹感のシグナルが戻ってくることに気づくでしょう。逆に複合食品は，同等のカロリーの食べ物（たとえばグラノーラバー）よりもずっと腹持ちすることに気づくかもしれません。

・**余裕をもって体重を減らす。**空腹感は，身体が「もっと栄養がほしい」と自分自身に伝える手段です。その空腹感の最初のサインは，血糖値が下がる時に始まります。空腹感をしばらくの間切り抜ければ，身体は脂肪細胞の燃料を燃やすので，おそらく空腹感が消えることに気づくでしょう。素晴らしいことです。つまり，身体が求めていることを実践し，それによって体重を減らすことができるのです。やがて空腹感が再び強くなるタイミングが訪れ，その時が「食事をする時だ」とわかるでしょう。

「空腹への気づき」スケールを使う

身体的空腹感は，「全か無か」というものではありません。少しも空腹でないことから始まって，ひどく空腹な状態に至るものでもありません。本章でのプラクティスは，シンプルな10点スケール（1点「空腹でない」，5点

「中程度の空腹」，10点「最高レベルの空腹」）と，その間の感覚へとあなたを導きます。それらにマインドフルに気づけるようになるにつれ，いつ，どれくらい食べるかの賢い決断ができるようになるでしょう。たとえば，「夕食の少し前に，空腹感を和らげるためにちょっと食べよう」，というように。そうすることで，空腹感は8点から6点に減るかもしれません。あるいは，「午後の軽食は今すぐには必要ない」と判断するかもしれません。なぜなら，「空腹への気づき」スケールでたったの4点だからです。空腹のシグナルは胃袋からきているかもしれませんが，身体の他の部位からくることもあります。異なるレベルの空腹感に由来する異なるタイプのシグナルに気づく方法を習得すれば，スケール上で5点の「中程度の空腹」だと見分けたり，ほんの少し空腹だから待てる，つまりスケールでは3点の状態だと判断したりすることができます。そして，あなたの3〜7点は，他の人と違った感覚でよいのです。自分の体験から学ぶこと，それが大切です。

　本章のプラクティスを行う際には，これまで学んだことを使い続けるようにしましょう。静座瞑想を行うことでマインドフルのスキルを培い，さらにいろいろな空腹感に気づくようになるはずです。ミニ瞑想は，とくに食前や軽食前のタイミングで空腹感への気づきをもたらしてくれるでしょう。

・・

「空腹への気づき」スケール

　身体的空腹感に気づくため，下のスケールを用いて空腹感を数値にしてみましょう。0点から始めることを好む人もいますが，それでも結構です。もしくは，たとえば1〜7点や1〜5点のような少ないポイントを使う人もいます。しかしそれ以下の数はお勧めしません。目標は，数値が上昇，下降し，再び上昇する時に，そのわずかな空腹感の変化に気づけることです。

空腹でない				中程度の空腹				最高レベルの空腹	
●――●									
1	2	3	4	5	6	7	8	9	10

・・

プラクティスの利用法

　プラクティス1，2，3は，自分自身の身体的空腹感をマインドフルに認識できるようあなたを導きます。もし身体的空腹感になかなか気づけないでいるならば，プラクティス2（いつもより空腹のままでいるようにする）をプラクティス1の直後に行うことがとくに重要でしょう。プラクティス3（食事中に空腹感の変化を観察する）に取り組むのは，自分の空腹感のシグナルに馴染んでくるまで待ってもかまいません。最後のプラクティス4は，身体的空腹感と，食べる理由に関連する他の感情とを区別できるようにするものです。空腹感をくわしく探り始めると，プラクティス4をざっと読みたいと最初の頃は思うかもしれません。しかし，自分の身体的空腹感のシグナルに自信をもって気づけるようになった後で，そこに戻るのがよいでしょう。

プラクティス1

　1日を通して空腹感に気づく

　あなたは，「何か食べ物が必要だ」と感じさせる身体的感覚に注意を向けます。食事の間隔が長くなればなるほど，空腹を感じることが多くなります（変動しますが）。ものを食べると，食べている最中のある時点で空腹感が消えるまで，空腹感は減少していきます。

　プラクティス：身体的空腹にマインドフルになる

　初めてこのプラクティスを行う時は，軽い食事をした数時間後，または，通常の食事の直前，多少空腹になる時間帯を選びます。この最初のプラクティスをしてから数日後に，もっと空腹を感じそうな時間帯と，空腹をあまり感じそうでない時間帯の両方で，3～5回練習をする計画を立ててください。簡単にまたすぐ空腹感をマインドフルに感じられると確信がもてるようになるまで，続けてください。ただし，必ずしも確信がもてなくても失望しないでください。十分マインドフルに食事している人でも，自信のない時はある

ものです。

1. ミニ瞑想の呼吸への気づきを使って，内なる世界に注意を向けてください。前章で学んだことを活用してください。内なる世界により気づいてきていると感じるまで，息を吸ったり吐いたりすることをよく観察してください。内的感覚に簡単に気づけるようになるまで，最初の数回は目を閉じて行うとよいでしょう。

2. 以下の質問を手がかりにして，どれくらい空腹であるか考えてください。少し空腹ですか？　中程度の空腹ですか？　非常に空腹ですか？　身体のどこで空腹を感じますか？　空腹とはどんな感じですか？　自分の胃袋はどんな感じですか？　身体はどんな感じがしますか？　心の中の感情的な飢餓感や食べ物への渇望から，身体的空腹を切り離してください。

3. これらの空腹感にマインドフルに注意を向けるにつれ生じる知恵を使って，1から10までのどの数字があなたの空腹感のレベルを最もよく捉えているかに注目してください。正解はありません。1は「まったく空腹ではない」，10は「これまでに感じたこともないような空腹」だと覚えておきましょう。どの数字が心に浮かぶかだけに注意してください。

4. どのようにしてそれがわかるのか，自分に尋ねてください。身体のどのような感じからその数字を選んだのか，よく考えてください。あなたの空腹感が，5なのか7なのか3なのか，どのようにして「わかる」のでしょうか？　（頭の中ではなく）身体の内側のどのような感じがあなたにそう伝えたのでしょう？　これらの感覚に，ただ気づくのです。その感じを言葉で表す必要はありません。

5. 気づきを深めましょう。このプラクティスを繰り返し試しながら，心に留めてください。他の数字では身体はどのような感じでしょうか？　3ではどうでしょう？　少しだけ空腹？　6は？　胃が何か文句を言っているかもしれない？　8は？　頭がぼんやりして胃袋がゴロゴロ鳴っていますか？　実際には，空腹感は現れたり消えたりすることを覚えておいてください。でも戻ってくる時はたいてい，さらに強くなるものです。

6．食べたいという欲求や食べ物への渇望を引き起こすいろいろな考えや気持ち，また状況などのトリガーに気づいてください。しかし，それを確認すると，自分は本当に身体的に空腹というわけではないことがわかります。誰もがみな異なるパターンをもっています。プラクティスを通してそれがわかるようになるでしょう。

7．1から10までの内なる渇望スケールをつくるのもよいでしょう。渇望とは，特定の食べ物に対するとても強い欲求です。渇望スケールの8と，身体的空腹を測るスケールの8の違いはどのようなものでしょう？どうすれば，それがわかるようになるでしょうか？

プラクティス1の振り返り

自分の空腹感をマインドフルに認識することは，気温を感じるのと同じように迅速なプロセスです。他の人がちょうどいいと言っているのに，ある人がどうやって19.4℃の部屋は寒すぎると感じるのか考えてみてください。寒いか，ちょうどいいか，暑すぎるかを決めるのに時間のかかる人はいません。二人ともちゃんとわかっています。

最初は，食事前，食事中，食事後など一定の間隔で，空腹感にマインドフルに注意を向けることが役立ちます。前章で学んだミニ瞑想と組み合わせてみてください。一瞬立ち止まって，呼吸にマインドフルに注意を向け，10点スケールを用いて，自分がどれくらい空腹を感じているのかに気づいてください。注意を向ければ向けるほど，あなたのマインドフルネスは向上し，こうして一瞬立ち止まって自分の空腹感を確認することが簡単になります。あなたは今，マインドフル・イーティングの鍵となるポイントを練習しているのです。

この部分と，本章で紹介する他のプラクティスについて多くの人が抱く疑問には，次のようなものがあります。

「起きぬけに空腹を感じないのは普通でしょうか？」

プログラム参加者の多くに共通する質問です。もしこれが当てはまるなら，夜に食べ過ぎていないか考えてみてください。その1つの理由は，夜はリラ

ックスしているので，多くの人が食べ過ぎてしまう時間だということです。しかし，それが悪循環になる可能性があります。昼間に十分な量を食べていないと，夜には過度に空腹になってしまうからです。夜間の過食は翌朝に持ち越されます。睡眠中に食べ物は消化されますが，身体機能はゆっくりと働くため，朝の血糖値は高いままだからです。夜に食べ過ぎる習慣を変えることは難しいかもしれませんが，まずは，前夜に比較的軽く食べた場合とたくさん食べた場合の，翌朝の違いに気づくことから始めてみましょう。翌日，あなたの身体はどのように感じるでしょうか？　午前中にお腹が鳴るなら，前夜あまり食べなかったことについて自分をほめてよいはずです！

　「空腹でない時に食べても大丈夫ですか？」

　もちろんです。要はあなたが自分の「選択する力」（第12章に登場）を実行するかどうかです。マインドフル・イーティングは，白か黒かのルールで自分自身を管理することではありません。それは自由なものです。自分の空腹感にマインドフルに気づくことで（他の多くのツールに加えて），職場の会議室でテーブルに置かれている手づくりのケーキを見た時，「自分はそれを食べたいだろうか？」と考えることができます。あなたは次のように検討するかもしれません。「私は空腹だろうか？　昼食を食べたから，まだ満腹のままだろうか？　すごく美味しそうか，まあまあか？　私がいつでも食べられるものだろうか？　それとも，これは特別な経験になりそうか？」と。それは同僚のサリーが年に１度オフィスに持ってくる素晴らしいパンプキンブレッドで，あなたは１年前のそれを忘れられずにいるかもしれません。そうであればもちろん，あまり空腹でなくても，パンプキンブレッドを口にすることにするでしょう。午後の後半に食べるために，ブレッドの半分を大事にとっておくこともできます。後ろめたさを感じるのではなく，積極的に決断し，ひと口ずつ大切に味わうことでしょう。

プラクティス2

思い切って身体的に空腹になってみる

　数日から1週間経っても身体的空腹に気づくのは難しいと思ったなら，以下のプラクティスを試してみてください。

プラクティス：思い切って空腹になってみる

1. このプラクティスのために，特定の時間帯を選びましょう。どの時間帯がよいかはあなたのスケジュール次第ともいえますが，心構え次第でもあります。空腹を感じると食べ過ぎるのではないかという心配があるなら，昼食後の時間帯がこのプラクティスに適当かもしれません。多くの人にとって，昼のほうが夕方よりもセルフコントロールしやすいからです。

2. 真の空腹感を体験できるように，食事や間食の間隔を空けましょう。比較的軽い昼食，たとえば300カロリー以下の冷凍食品のようなものをとって，その後の間食をいっさい避けるようにしましょう。この目的には，冷凍食品が便利です。カロリー量がわかり，そのカロリーの範囲でいろいろな食品を利用できるからです。昼食から3〜4時間後にまだ空腹を感じないなら，さらに1〜2時間待ってみましょう。空腹の兆候を感じたらその程度を30分ごとに確認し，強さや性質がどのように変わるかに気持ちを向けるのです。こうした空腹の感覚を確実に感じられるようになるまで，夕食を遅らせてみてください。

プラクティス2の振り返り

　身体的空腹に気づくのが難しければ，このプラクティスを違う状況で継続的に練習してみましょう。もしかすると，他の用事，忙しさ，気分の影響があることに気づくかもしれません。不安な時に空腹を感じる人もいれば，食欲がなくなる人もいます。あるいは，午後遅い時間に空腹を感じることが多いことに気づく可能性もあります。それはもしかしたら昼食を軽く済ませて

いるからかもしれません（第3章やプラクティス3を参照。これに関連した示唆を得られるかもしれません）。

空腹になることに抵抗を示す人もいます。不安を感じているのかもしれません。あるいは，先に述べたように，十分な食事がない家庭の出身なのかもしれません。彼らにとっては，ほんの少しの空腹でも緊急事態で，解決するには食べるしかないのです。

空腹感の判断に際し不安を感じるなら，次のことを思い出してみましょう。

- 身体的空腹は弱っていることの兆候ではありません。気づきを高めるサインです。
- 空腹を感じるのはよいことです。空腹感は，体重が減りつつあることの証でもあるのです！
- 空腹の波に乗ろうと思えば，それは可能です。空腹の波は上下することを思い出しましょう。あなたは食べ物を手にせずに，これから1時間の会議や通勤を乗り切ることができます。
- 空腹は緊急事態ではありません。このプラクティスを行った後，間違いなく軽い食事を食べたければ，そうしてかまいません。

プラクティス3

食事中に変化する身体的空腹に気づけるようになる

空腹感は食事や間食の最中でも変化します。どの食べ物が早く空腹感を和らげ，どれがより遅く和らげるかがわかるようになるでしょう。食事中に空腹感が完全に消える時があるという気づきも得られるでしょう。

プラクティス：食事中や間食後の空腹感に気づけるようになる

1日の食事中と食事の後に，このプラクティスを規則的に行ってください。

1. 食べる直前に空腹感を評価してください。ミニ瞑想を行い，空腹感を確認しましょう。
2. 数口食べた後に再度評価してください。もう一度ミニ瞑想を行い，その時点の身体的空腹を評価しましょう。

3．同じことを数分後に行ってください。さらに，食事の途中と，食事の最後にもやってみましょう。食事が進むにつれて空腹感がどう変わるかに注意を向けましょう。

4．いったん食事を終えたら，身につけた気づく力の練習を続けましょう。まだ空腹でもっと食べたい，あるいはおかわりがほしいかどうかについて自信がなければ，どうしたらよいでしょうか？　10分や20分，30分待つと決めて，空腹感がどうなるか観察してみましょう。プラクティス2や3の経験を応用するのです。軽い昼食を済ませた1〜2時間後の空腹感はどうですか？　昼食でたくさん食べた後の場合はどうでしょう。少量の軽食をとった後はどうでしょう。大量の軽食の場合は？

プラクティス3の振り返り

ミニ瞑想を行い，食事中に空腹感のわずかな変化をマインドフルに認識することは，難しいかもしれません。でも，コース料理の時に食べ過ぎたくない場合や，美味しい食べ物がいろいろ食べられるパーティーやビュッフェでは非常に役に立ちます。パンやサラダ，前菜を食べ過ぎるのではなく，空腹感を和らげてみたらどんな感じでしょう。ニンジンスティック数本では空腹感は変わりそうにありませんが，100〜200カロリー程度の食べ物なら空腹感が変わるでしょう。パーティーで何かつまんでしまい，後で夕食に行くことがわかったらどうでしょう。空腹感が9や10から5や6までのように減少するか，気づけますか？　まだ何か食べたいかもしれませんが，度を越してまで食べたいとは思わないでしょう。あるいは，少しつまんだものが「夕食」であって，空腹感のレベルをさらに下げたいと思うかもしれません。これらは，他に何を，いつ食べるかをマインドフルに認識し決めるのに役立つ，賢明で重要なメッセージなのです。

プラクティス4

身体的空腹vsその他の食への欲求をマインドフルに認識する

食べるのを休む練習や呼吸にマインドフルに注意を向ける練習，また10

点スケールで自分の身体的空腹がどれくらいかに気づく練習にいったん入れば，それは身体から生じるのではない空腹感を探す時です。私たちは身体的空腹以外にもさまざまな理由で食べています。それは日常生活の一部です。食べ物がそこにあり魅力的だからという理由，社交上の理由，周りの人もみんな食べているからという理由で食べることもあります。さらに，感情をコントロールするために食べることもあります。たとえば，退屈を紛らわしたり，ストレスを和らげたり，落ち込んだ気分を持ち上げるというものです。食べ物は時に気晴らしになります。あるいは，やるべきことを先延ばしにするために食べ物に手を伸ばすこともあります。第13章でこの種のトリガーに関したワークを行いますが，こうした経験に今から気づいておくことは役に立つでしょう。

プラクティス：その他の食への欲求をマインドフルに認識する

1．1日を通じて，その他の食への欲求を確認し，心の記録をつけましょう。ミニ瞑想を行って，次のことを検討してください。自分はどう感じているのでしょうか。食への欲求の強さはどれくらいでしょうか。食べたいという感情や気持ち，考え，他のトリガーとなるものについて何か気づいているでしょうか。それは特定の食べ物への渇望でしょうか。こうした欲求や渇望の強さは，10点スケール上で，「非常に弱い」から「非常に強い」までで評価することができます。

2．身体的空腹を感じなさそうな時間帯に，とくに注意を払いましょう。昼食や夕食直後にお菓子に手を伸ばしている自分に気づくかもしれません。これを探偵ゲームだと考えてみることもできます。たとえば「自分は身体的にそれほど空腹ではない。空腹以外の何が起きているのだろうか。あ！　わかった，あのプロジェクト（あるいは電話がかかってくることなど）が心配だから，先延ばししようとしているのかもしれない」というように。

3．そして，1日を通して自分に質問してください。「今，自分がまさに感じていることと身体的空腹はどう似ているのか，違うのか。本当に空腹なのか，あるいは他の理由で食べようとしているのではないか」

プラクティス4の振り返り

身体的空腹とそれ以外の感覚を区別するための他のテクニックや方法は，本書の後のほうであらためて学びます。現時点で大切なのは，次のようなことです。

・好奇心や探求心をもって，マインドフルに注意を向けること
・自分自身の日常的なパターンに気づき始めること
・練習を頑張り過ぎないこと。真の身体的空腹をマインドフルに認識することは簡単だとわかったとしても，自分の身体や心のメッセージがいかに複雑かということに，いずれ驚く時がくるかもしれません。

これらすべてのプラクティスを行うと，本当の身体的空腹とその他の食への欲求をすぐに区別することができるようになります。たとえば，実際にストレスを感じていたり，疲れていたり，退屈だったり，職場の同僚がドーナツを食べているのを目にしたりした時に生じる食への欲求です。これらの組み合わせの場合もあります。

最終的には，寒いとか疲れているとか，喉が渇いているのがわかるのと同じくらい素早く，どれくらい空腹かの判断が可能になります。この情報は，すぐに，食べるのをどうするか，どれくらい食べるか，食べ続けるのはどうかの判断に役立てることができます。

....

FAQ　家では空腹をマインドフルに認識できるのに，レストランではなかなかできず，ついたくさん注文してしまいます。何が間違っているのでしょうか。

間違ったことをしているわけではありません！　家で認識できるということは，適切にできているということです。静かなところにいる時や一人でいる時，混乱していない時には，空腹に気づきやすいものです。ざわざわしたレストランで，空腹を意識する練習を行うのは難しいですが，可能です。ゲイル・チマーマンの研究に，マインドフル・イーティングの要素を取り入れ，レストランでの食事をうまく乗り越えることに焦点を当てたものがあります。6週間後，参加した女性

たちは減量し，食事の管理に自信をもてるようになりました。レストランに出かける前，再度，レストランの入口で，自分の空腹感を確認してみるといいかもしれません。あるいは，途中でトイレに立つのもいいでしょう。学ぶべきことがまだ残っていると自信をなくすよりも，どんなことがきちんとできるようになったかのほうに自信をもちましょう。1～2週間のうちに習熟度は向上するでしょう。結局のところ，あなたは1日に何度も自分の気づく力に磨きをかけるのです。

....

次に進みましょう

　私たちは今まさに，身体と心が自分に伝えようとしている非常に大切なことに，マインドフルに気づく方法を学び始めたところです。これは，食べ方と体重とを調和させる確かな方法です。実際に空腹でない時には，食べる量を減らすことや，食べ過ぎることなく空腹を和らげる方法を身につけるにつれ，それがいかに簡単であるか，驚くかもしれません。しかし，繰り返しになりますが，頑張り過ぎないでください。マインドフルに認識するようになると，いろいろなシグナルがいかに明確であるかに，しばしば驚かされます。しかし一方でそれは捉えにくく，他のすべてのメッセージと混ざっていることもあります。それが普通だということを心に留めておきましょう。練習するうちに，新たな強力なやり方が身についていきます。自分や他人に対して，「わあ，とても美味しそうに見えるね。でも，今はそんなにお腹が空いてないんです」と言えるようになるでしょう。あなたは本気でそう思うようになるはずです。

第9章
....

「内なるグルメ」を育てよう

　さて，本書の中でも最も楽しい練習を行う準備が整いました。ここでは，本当に好きな食べ物の風味を味わい，今まで以上に楽しむことができます。さあ，食べ物を楽しみましょう！　そして，内なる「味の満足感」メーターを使って，その楽しみを最高レベルに引き上げましょう！　本章の各プラクティスは，とくに難しい食べ物（チョコレートから始めます）を味わう方法を学ぶのに役立ちます。甘くて高脂肪の食べ物を少しだけ食べることができる自信が呼び覚まされることでしょう。

味覚にマインドフルに注意を向けるメリット

　本章の内容は，食べ物の質を最大限にし，苦しまずに量を減らすのに役立ちます。第4章で学んだように，私たちの味蕾は，その食べ物が食べる価値のあるものか，いつ満足できたのか，素早く確実なフィードバックが得られるよう繊細に調整されています。また，自分が好きな食べ物，とる量を減らすことができる食べ物，本当は好きではない食べ物を見つけることもできます。

　味覚体験に集中し始めると，食べ物——とくに健康に悪いもの——の中には，思ったほど美味しくないものがあることに気づくようになるでしょう。加工食品の変な味に気づくかもしれません。食べ物が過度に甘かったり，塩味が強かったり，謳われているような味があまりしなかったりする場合です。

精白されていない全粒穀物の豊かな風味，そうした味の落ちる下処理がされていないこと，新鮮な野菜の鮮やかな風味などを楽しめるようになれば，あなたは健康的な選択を重視するようになるでしょう。

　同じように，「内なるグルメ」を高めていくと，とても甘く高脂肪の食べ物の中毒になるどころか，それらを食べたい感覚すらなくなることに気づくはずです。ワークショップに参加するまで，多くの人がこう言っていました。「自分は食べ物に中毒なだけなんです。ダイエットしてそれらを食べていない限りは大丈夫です。でも，少しでも食べると，コントロールがきかなくなり，やめられなくなります」と。この全か無かの思考は，心身が必要とする以上に食べない限り自分は満足しないという誤った信念をもたらします。少しだけ食べるのを許し，じっくり味わうことで，それらを抑制できるようになります。他のものより早く満足する食べ物を発見することもあるでしょう。かつてむちゃ食いしていたものをそれほど食べたくならないことに驚くかもしれません。そして，だんだん簡単にできるようになることに気づくでしょう。

　味の飽和にマインドフルに気づくようになると，次のことが期待できます。

- ・食べるのをいつやめたらよいか，わかるようになります。味への気づきは，あなたがマインドレスに食べ過ぎる前に，「もう十分だ」と素早くはっきり教えてくれます。

- ・好きでもないものを食べなくなります。ワークショップに参加したある男性は，毎日と言っていいくらい，午後の休憩中に大きなスニッカーズバーを食べていました。プログラムの途中，好きなスナックを使ったマインドフル・イーティングの練習をしたところ，彼はふた口だけ食べて，後は残しました。グループでその体験を振り返った際，彼は驚きと少しの悲しみを込めて言いました。「もうこれが好きだとは思わない！　キャラメルは甘すぎるし，チョコレートは脂っこい。ピーナッツだけなら大丈夫だけど，そのためにバーはいらない」

- ・味を追いかけるのをやめられます。好きな食べ物，とくに濃厚で甘くて脂肪の多いものを食べ続けているとしたら，それは最初に味わった格別な味の再現を求めているのです。マインドフルネスは，初めの数口の味

を追い求めるのではなく，その味と楽しみが衰える時を教えてくれます。

・魅惑的な食べ物をコントロールできるようになります。魅惑的な食べ物を適当な量でやめられるようになります。高品質の1杯のワインをそれと気づかずに飲み過ぎることなく，むしろゆっくりと味わい堪能するように，少量の食べ物から満足感を最大限に引き出せます。

味蕾をマインドフルに認識する──「味の満足感」メーター

「味への気づき」を練習する際には，「空腹への気づき」で使った10点スケールとは別の，10点メーターを使います（60ページ参照）。スケールとは異なり，ひと口ごとに口と心が反応すると，メーターは何度も上下に変動します。

最初のひと口は驚くほど味わい深いかもしれません。メーターで9か10でしょう。しかし，何口か食べると味蕾は慣れてきて，メーターは5か6に近づくでしょう。その後，他のものを少し食べ，味蕾に違う刺激を与え，最初の食べ物をもう一度試してみてください。そうすると，もう少し美味しい味がします（おそらく7～8くらい）。それでも価値があります。最終的に，空腹感と味蕾が「もう十分，足りている」と言って，そのすべての味に飽きてしまうでしょう。

第4章を思い出すと，2つの段階で味蕾が味に飽きることに気づくでしょう。最初は比較的速く，一般的には2～3口味わった後に起こります。次の段階は，一人分の量を食べてしまった後に起こります。あまり空腹でない場合には，もう少し早く起こるでしょう。その時点で，自分がほとんど食べ物を味わっていないことに気づくかもしれません。大きなサンドウィッチの最後の数口の味はどうでしょう？　ベイクドポテト全部は？　200gのステーキは？　大盛りパスタは？　そう，おそらくあなたの口は，（目を閉じていても）それがどんな食べ物かわかります。しかし，ものすごく空腹でない限り，本当はそれをまったく味わっていないかもしれないのです。

実践しよう

　最初のプラクティスでは，チョコレートを使って，食べることに高い質と楽しみをもたらす基礎を身につけます。プラクティス2では，自分が好きなスナックを食べる時に，「内なるグルメ」を育てることを教えます。プラクティス3では，より難易度の高い体験をしてもらいます——揚げ物です。このタイプの食べ物を食べるのがとくに難しいと感じたら，自信がもてるまで待つようにしましょう。プラクティス4は，レストラン，パーティー，自宅でしっかり食べて，「内なるグルメ」に磨きをかけます。1つずつ，数週間以上かけて各段階のプラクティスを行い，それを続け，「内なるグルメ」と絶えず向き合ってください。

プラクティス1

チョコレートをマインドフルに体験する

　第7章のプラクティス3で，レーズン2〜3粒をマインドフルに食べた経験を思い返してみましょう。どのように行ったか覚えていますか？　それぞれの粒の味わいは，1つ前の味わいと同じでしたか？　最後の4つ目のレーズンをほしくないと感じたのがわかりましたか？　もしわかったのなら，味わうことの小さな気づきや，食べ物との関係を変える力をあなたはすでに身につけています。

　このプラクティスでは，同じ「味への気づき」を使って，甘いおやつ——チョコレートを体験しましょう。なぜチョコレートなのか，不思議に思うかもしれません。なぜもっと誘惑の小さいもので始めないのか？　実際，みなさんは，誘惑の小さい食べ物——レーズンでプラクティスを開始しました。ここからは，不安と渇望に悩まされる可能性の高い食べ物を用いた強力な方法を体験する準備をします。このプラクティスで，自分の味蕾が力強い味方となることが本当に理解できるでしょう。

　食べ物を選ぶ際には，次のヒントを考慮しましょう。

・魅惑的だが，途中で食べるのをやめる自信が少しはあるチョコレート製品を選びましょう。初めは，手づくりの豪華なものや，焼きたてのものは避けて，かわりに，ラップに包まれたそれほど豪華でないものを選んでください。ワークショップでは，市販のブラウニー（ナッツ入りのチョコケーキ）や，Pepperidge Farm のダークチョコ，ほどほどの品質のチョコ（Dove のダークチョコやミルクチョコなど，好みに合わせて）を使っていました。

・チョコレートが嫌いであれば，一般的に減量や食事制限中は食べてはいけないとされる他のスナック食品を選びましょう。

・チョコレートでもその他の食べ物でも，複雑なものよりシンプルなものを選ぶこと。チョコレートクッキーを使う場合には，ナッツや他の味の入ったものを選ばないように。食べ物の味や，中身の材料の種類が多ければ多いほど，誘惑は長く続くからです。最終的には，複雑な食べ物をマインドフルに味わうところまで到達できるでしょう。しかし，この段階のプラクティスでは，シンプルな食べ物であるほどよいのです。

プラクティス：チョコレートをマインドフルに味わう

　チョコレートを選びさえすれば，すべての感覚，とくに味蕾でチョコレートを体験する準備は完了です。この手順は，第7章ですでに経験したレーズンをマインドフルに食べる手順に似ていますが，ここではそれ以上にマインドフルな体験をします。

1．目の前に少量のおやつを置きます。自分がほしいと思う量より少なくするのではなく，少し多めにしてみてください。標準的な大きさのブラウニーや大きめのクッキーで十分です。

2．食べる予定のものを，4〜5口のサイズにカットしてください。小さなチョコレート4〜5個を使ってもかまいません（ふた口食べるのにちょうどいい Dove，Hershey's の Kiss チョコなど）。

3．姿勢よく座り，目を閉じて，2〜3回の深呼吸で気持ちを落ち着かせてください。ミニ瞑想で学んだようにやってみましょう。

4．目を開けて，1つつまんでください。食べたことがないか，見たこと

もないかのように，食べ物をよく見てください。何か気づきましたか？
どんなふうに見えますか？　目を閉じてみましょう。どんな匂いがしま
すか？　唇にそっと触れるとどんな感じがしますか？

5．目を閉じたまま，1つ取ってみてください。口の中にそっと置いて，
噛みたい衝動をこらえて舌で転がします。どんな感じか，味にも注意を
向けてください。

6．ひと噛みずつ味わいながら，ゆっくりと噛み砕き始めてください。口
の中のどの部分で噛んでいますか？　味は噛み始めた時と比べてどう変
化していますか？　「味の満足感」メーターの目盛りはどこを示してい
ますか？　この最初のひと口は変化し続けていますか？

7．飲み込みたいという衝動に気づいてください。その衝動はどんな感じ
ですか？　それはある意味，習慣でしかありません。さて，この小さな
ひと口からくる喜びが今も続いているのなら，その衝動に逆らってくだ
さい。その間ずっと，自分のいろいろな考えや感覚に目を向けてくださ
い。それらは，その食べ物を評価したり，あなたが食べていいか判断し
たりしていますか？　この小さなひと口からくる喜びが落ち着いてから，
飲み込んでください。

8．2〜3回深呼吸した後に，2つ目を手に取ってください。再び目を閉
じて，匂いを嗅ぎ，まずは噛まずに感じてください。そして，十分に味
わって，「味の満足感」メーターがどこを指しているか注意してくださ
い。「味の満足感」メーターは，同じところに留まったり，上がったり
下がったりするかもしれません。そして再び，すべての満足を得るまで，
飲み込むのを我慢してください。1つ目とどんなふうに似ていますか？
どう違っていますか？　いったん飲み込んだ後，その味はどんなふうに
口の中に残りますか？　この小さな食べ物のエネルギーを自分の身体に
取り入れていることをよく考えてみましょう。呼吸をしてください。

9．3つ目を手に取って，再び同じステップで行ってください。今，あな
たの「味の満足感」メーターはどこを指そうとしていますか？　それは
どうするとわかりますか？　この3つ目は，最初の2つとどのような
ころが似ていて，どのようなところが違っていますか？

10. 4つ目を持って，目を開けて考えてみてください。本当にもっと食べたいのかと自分に尋ねるのです。マインドフルな空間をつくるために，自分の呼吸に少しの間，意識を向けてください。食べ続けるかどうか決めるのです。どうやってこの決定をしたのかよく考えてください。そう決定したのは，その食べ物がまだ美味しいと思うからですか？　それとも，その風味を追い求めようと，もはや口の中にはなくなった最初のひと口で得た味や感覚を探しているからですか？　もし最後の4つ目を食べようと思うのであれば，マインドフルに食べるようにしてください。

11. 最後に，意識を呼吸に戻して終わります。2〜3回深呼吸してください。意識を身体に戻して，目を開けてください。

12. この経験がいつもの食べ方とどこが似ていて，どこが違っているか，考えてみてください。その食べ物の味は，期待していたのと違っていましたか？　何か驚いたことはありましたか？　その味について何か気づきましたか？　ひと口ごとにどう変化しましたか？　食べている時，いろいろな考えや感じについてどんなことに気づきましたか？

13. この食べ物の味へのマインドフルな気づきを，その食べ物についてあなたが知っているであろうこと，あるいは見出せることすべてに広げてください。このおやつのエネルギー（すなわちカロリー）を考えてみてください。あなたが食べたのは総計何カロリーでしたか？　あなたは嬉しい驚きを味わうかもしれません！　その栄養的価値について考えてみてください（チョコレートには健康に資する特性があります）。その原料は何に由来するのでしょう？　この小さな喜びのもととなった材料を育て，収穫するのにかかわっているのは誰なのでしょうか？　この小さな喜びのもとは，どうやってあなたのところへ行き，あなたのものになっていくのでしょうか？　好奇心と感謝の心をもって，この気づきについてよく考えてください。

プラクティス1の振り返り

このプラクティスによって，あなたは確信をもって「十分，足りている」と言えるようになっていくでしょう。食事が，欲望と意志の力と自制心との

激しい争いであるかのように感じることがずっと少なくなります。このプラクティスは，あなたが選ぶどんな食事にもすぐに使えます。しかし，味への気づきが十分得られるまでは，より安全と思われる食べ物で練習を続けたいと思うかもしれません。あるいは，複雑な風味のものより，単純な食べ物を使って練習を開始するかもしれません。時間をかけて，他のいろいろな食べ物でも練習していけば，食事の経験の質を最大限に高め，食事量を最小限にすることができます。

プラクティス2

マインドフルに好きなお菓子を体験する

　チョコレートを使ったプラクティスからこのプラクティスまでに最低1〜2週間の時間をとり，味蕾との新しい関係により自信をつけることをお勧めします。今まで，チョコレートであれ他のお菓子であれ，甘いお菓子の力を借りて味の気づきを体験し，さらに他の食べ物を用いたプラクティスをしてきました。さあ，同じことを自分が好きなお菓子でやってみましょう。塩味でサクサクとしたスナック菓子でもいいですし，別の甘いお菓子でもかまいません。自由に選んでください。あなたが十分に楽しむことができると感じるものを選べばよいのです。

　プラクティス：マインドフルに好きなお菓子を体験する
　プラクティス1で行った基本手順と同じです。
1．目の前にお菓子を置きましょう。4〜5枚のポテトチップスなど，ひと口大のもので十分です。
2．初めて見るものであるかのように，新鮮な目でお菓子を見ましょう。何に気づきますか？　どのように見えますか？　この特別な食べ物を十分に評価してみてください。
3．少量を手に取ってください。目を閉じて，その香りを体験してください。ゆっくりと唇で触れてみると，どのような感じがしますか？
4．そっと口の中に入れましょう。舌で口の中をあちこち転がします。噛

みたい衝動を我慢しながら，噛み始める前にその感触や味に注意を向けます。「味の満足感」メーターはどの値まで振れていますか？

5. その味のあらゆる手がかりを体験しながら，非常にゆっくりと噛み始めましょう。噛み始めた時，味はどのように変わるでしょうか？ 「味の満足感」メーターは，今はどこを指していますか？ 噛み続けると変化しますか？ 口の中のどのあたりで噛んでいますか？ 飲み込みたい衝動を感じるのはどのタイミングでしょう？ その衝動はどんな感じですか？ 一度飲み込むと，どのような感覚や味が続きますか？

6. 次の1つを手に取れる程度に目を開け，ここまでの段階と同じようにして，2つ目，3つ目を口に入れます。必要に応じて「呼吸への気づき」を使い，静かに間をとってみましょう。これら2つ目，3つ目のお菓子を十分楽しみながら，「味の満足感」メーターの変化を観察しましょう。

7. 4つ目では目を開けて，一度，本当にこれ以上食べたいのか考えてください。どのように決断を下しますか？ あなたはなぜそのお菓子に惹きつけられるのでしょうか？ あなたをそのお菓子から遠ざけるものは何ですか？ どんな考えや感情，また経験ですか？ 4つ目を食べる決断をしたのなら，これまでの全ステップをもう一度繰り返して，可能な限りそれを楽しんでください。もう1つ食べる場合には，同様の方法で5つ目への欲求を観察し，食べたいと感じる個数まで続けてください。

8. 終了後，わかったことを振り返りましょう。1つ目では気づかなかった何か新しいことを発見しましたか？ そのとても食べ慣れた食べ物について，何か新しいことを発見しましたか？

プラクティス2の振り返り

他の好きな食べ物を使って練習を続けましょう。その際，続けてマインドフルに認識するためにミニ瞑想を使いましょう。自信がもてるようになると，これらの好きなものを，自宅，レストラン，職場などさまざまな状況で試してみたくなります。意外にも，レストランは自宅より安全な場所となる可能性があります。もちろん感覚に集中するのは難しくなりますが，提供される

量が限られているというメリットがあります。冷凍庫に引き返して，1リットルのアイスクリームの残りを食べることはできません。好きなものを少し（たとえばベーカリーでクッキーを1枚だけ）購入し，自宅で食べるようにしたり，普通サイズのスナック菓子やクッキーではなく，食べ切りサイズを購入したりするのもよいでしょう。

どこで食べても問題ありませんが，マインドフルに味わう経験をしっかり確認しましょう。あなたがそれまで闘ってきた「やめられない・止まらない感じ（やみつき感）」がだんだん弱くなることに，嬉しい驚きを感じるでしょう。

プラクティス3

好きな揚げ物をマインドフルに体験する

味に対する気づきの探求を続けましょう。このプラクティスでは，減量の名のもとでは決して考えられないような，カリッと揚がった揚げ物を用いましょう。フライドポテト，フライドチキン，フライドオニオンリングなどの中から好きなものを選んでください。

プラクティス：好きな揚げ物をマインドフルに体験する

選んだ食べ物によりますが，プラクティスの場所は自宅でもファストフード店でもかまいません。時間，場所，どれくらいの空腹状態かについて少し考えて，選んでください（やや空腹だがペコペコというほどではないくらいがお勧めです）。さらに，このプラクティスは少し計画が必要なので，少なくとも初回は一人きりで行うことをお勧めします。

1．選んだ食べ物を少量自分の前に置きます。2〜3個のポテトフライか，他の揚げ物2〜3口分くらいがよいでしょう。

2．これまでの2つのプラクティスでやってきた一連のプロセスを行います。ゆっくりとひと噛みごとに食べ物を味わいながら，どこが好きなのか気づくようにします。脂肪分でしょうか。歯ごたえでしょうか。塩分？　味？　さらに，味蕾が「わぁっ，これは美味しい」から「うっ，

脂っこい」に変わる時点をピンポイントで捉えるよう心がけます。私を信じてください，その時は必ずきます。食べているものによらず，その揚げ物が脂っこ過ぎる・しょっぱ過ぎると感じる時，魅力を失う時は必ずきます。

3．その時点に到達したら，食べるのをやめてください。「味の満足感」メーターの振れ幅が小さくなり，それ以上とり続けると，カロリーに見合わなくなる時点に気づきましょう。思考や感情など，自分が感じることをよく見つめましょう。

プラクティス3の振り返り

さまざまな食べ物の脂肪分の量や質の違いを確認しましょう。から揚げvsグリルチキン，低脂肪肉vs霜降り肉，質の高い天ぷらvs質の低い天ぷら（「うまい」vs「ウエッ」）など。また，高脂肪の食べ物の口当たりが，そのカロリーに値するか検討しましょう。ケンタッキーのチキンの胸肉から皮と衣を取り除いたら，カロリーを350カロリーから140カロリーに減らすことができます。しかし，皮と衣なしにチキンを楽しむことができるでしょうか？楽しめないなら，そのまま食べて，皮がついたまま食べる量を半分にすることでも，カロリーを下げることができます。健康的な食べ物と不健康な食べ物を比較している（同じレストラン内のメニューで比較することの多い）『Eat This, Not That!（食べてよいもの悪いもの）[1]』シリーズの本をよく読みましょう。両者の違いは，例外なく脂質です。チーズケーキファクトリーのビストロシュリンプパスタは2800カロリー以上，77 g以上の飽和脂肪酸を含んでいますが，同店のマルゲリータピザは609カロリーで飽和脂肪酸は13 g です[2]。バター多めのポップコーンvs少なめのポップコーン，高オイルドレッシングvs良質なノンオイルドレッシングはどうでしょう？ 脂肪ゼロのヨーグルトvs低脂肪のヨーグルトvs普通のヨーグルトは？ アービーのHam and Swiss Meltサンドウィッチは268カロリーで脂質は8 gですが，マーケットフレッシュサンドウィッチの「究極のBLT」は779カロリーで45 gの脂質を含んでいます。一方，コーヒーにスキムミルクのかわりに牛乳を加えても，小さじ2杯分あたり10カロリーしか余分なカロリーは生じません。高脂肪

タイプのものが不合理なほどあなたに打撃を与える場合もありますが，少し満足感を得るためのクリームについては，高脂肪 vs 低脂肪の違いは無視できるかもしれません。

プラクティス4

どこでも「内なるグルメ」を養えるようにする

あなたはこれまでのプラクティスから，量より質を選ぶ方法を会得してきたと思います。「危険」「病みつき系」「こってり系」と感じる食べ物を体験する時には，いつでもこの方法に取り組みましょう。このプラクティスをステーキ，アルコール，パスタ，パンなど，食べ過ぎる恐れがあると感じる食べ物全部で行ってみましょう。また，あまり食べ慣れていない食べ物も試しましょう。とくに，目の前にたくさんの種類の食べ物がある時にやってみて，いろいろなものを交互に食べる中で，自分の体験がどのように変わるかに気づきましょう。

プラクティス：すべての食べ物をマインドフルに体験する

このプラクティスでは，レストラン，パーティー，自宅での食事から，食べ物を1つ選んでください。お皿を見て，最も惹かれる食べ物を選んでください。そして，

1．マインドフルな瞬間をもたらすミニ瞑想から始めましょう。2～3回の深呼吸（ミニ瞑想）を行い，今ここにいる自分自身を感じましょう。
2．全感覚を通して，その食べ物を体験しましょう。視覚を使って，目の前の食べ物について新たな気づきを得てください。その食べ物の何が魅力的に見えるのかよく考えてみましょう。そうして，全感覚，とくに味蕾を用いてその食べ物をいただきましょう。
3．味が絶え間なく変化していくのを意識しながら，ゆっくりと噛みます。風味が少なくなり始めるけれどまだ楽しめる，という時点に気づきましょう。それから，他の食べ物（複数でもよい）に移りましょう。
4．最初に選んだ食べ物に戻りましょう。美味しさは増大したでしょう

か？　さらに食べ続けてください。美味しさや楽しみがなくなるのはい
つでしょうか？　美味しさが不快に変わるのはいつでしょうか？　味の
気づきと空腹感の変化への気づきとを連動させることを忘れないでくだ
さい。両者はどれくらい影響を及ぼし合っているでしょうか。

5．自分に食べるのをやめる許可を出してください。食べ物を遠ざけ，脇
によけてください。もしおかしくなければ，残りを持ち帰りたいと頼ん
でみましょう。

プラクティス4の振り返り

似た食べ物と比較しながら，特定の食べ物に焦点を合わせる練習をさらに
広げましょう。違う種類のパスタやパン同士を比べるとどうでしょう。違う
種類のリンゴは？　ビールやワインを組み合わせることで，それらの魅力を
他の味よりも引き出せる味はどんなものでしょう。特定の食べ物の味は他の
ものよりも長く持続するでしょうか。他の食べ物に比べ，さらにもう1つ違
う味がほしいという欲求が続く食べ物や飲み物はありますか？

複雑な食べ物についてもまた，味の気づきにマインドフルになってみまし
ょう。ラザニアの楽しみはどれくらい続きますか？　大きなカットが必要で
しょうか？　いくつかのトッピングの乗ったアイスクリームやピザも試して
みましょう。

また，空腹時と適度な満腹時で味が変わるか，調べてみましょう。空腹の
度合いで，同じ食べ物でもどれくらい味が変わるか，どれくらい味が持続す
るかに意識を向けてみましょう。

そして，社交の場で自分がどのようにしているかを意識しましょう。友人
と話している時，味がわかりますか？　他人とのやりとりなど注意を逸らす
ようなことが，目の前の食べ物を楽しむ力の手助けとなるのか，足を引っ張
るのか。これまで学んだことをさまざまな食べ物や状況に拡大して応用しな
がら，実験を続けましょう。

ワークショップで，ある若い女性が，前日の晩，劇場のオープニングとそ
の後のレセプションに参加したエピソードを興奮しながら話しました。以前
は「見えるところに危険な食べ物が多くあり過ぎた」ため，不安が強かった

とのことでした。しかしその晩は，上質な前菜を楽しみにレセプションに行ってみました。少し食べた後で，彼女は自分がデザートのテーブルを見ていることに気づき，最も気になるものを1つ選び，それをひと口ごとに味わうのだと自分に言い聞かせたのです。

テーブルをさっと見た時，目に入ったのはピーナツバタークッキーでした。それはお手製のソフトタイプのもので，自分の母親が何年も前に作ってくれたものによく似ていました。

しかし，そのクッキーは大き過ぎたので，彼女はクッキーを半分に割って，半分を持って静かな場所に移動し，食べることにしました。

ひと口ごとに，期待通りの味がしました。彼女は，それがもっとほしいと思ったので，テーブルに戻り，もう半分のクッキーを手に取りました。

その半分がもう1つ，そしてさらにもう1つと続く可能性があると怖くなったので，彼女はその半分のクッキーをナプキンに包み，車まで歩いていきました。車に乗り込むと，次のひと口をすぐ食べることを決意しました。そのひと口はどうだったかですって？　まだ，最初の半分と同じくらいよい味でした。ふた口目は？　それほど美味しくはありませんでした。3口目は？もう全然美味しくない，と彼女は気づきました。味蕾のスイッチは切れたのです。そこで，残りのクッキーをナプキンに包み直し，翌日楽しむためにバッグに入れておきました。

驚いたことに，翌日になっても彼女はそのクッキーを食べたいと思いませんでした。最後には，クッキーに感謝し，勝利を感じながら，クッキーを捨てました。彼女の味の体験の一部は，昔の記憶の高まりによるものだったのでしょう。しかし，その高まりがなくなると，その味は消えたのです。私自身，祝日に家族で食べるデザートやレストランでの特別な前菜の最初の2～3口を食べた時，同じ体験をしたことがありました。今すぐにまた食べたとしたら，同じように楽しめるだろうかって？　おそらく楽しめないでしょう。

　その必要はありません。食べ物はひと口ごとみな美味しいとは限らないので,食べ物すべてがゆっくりとマインドフルに食べることに値するわけではありません。ドライブの時にコンビニエンスストアに寄ることもあるでしょう。その店が提供するものの中で最善の選択をしたとしても,あなたの食事は――サンドウィッチであれ,シリアルバーであれ――ゆっくりと味わうに値しません。ただ単にエネルギーをとっているにすぎないのです。あるいは,サンドウィッチの半分は楽しんで食べることができ,もう美味しくなくなっているけれども,午後を乗り切るためには残りの半分も必要だとわかっており,しかも包んで後で食べることがどうしてもできないかもしれません。マインドフルになるには,数多くの要素があります。食べ物の風味に対してそれほどマインドフルになる価値はないけれど,空腹感・満腹感のシグナル,とった食べ物のエネルギー量に対してはマインドフルになる価値はあるかもしれません。

次に進みましょう

　練習すればするほど,あなたの「内なるグルメ」は成長し,自動的にマインドフルに味わえるようになり,食べ物をもっと楽しみながら,食べ物が魅力を失う時点をさらに正確に認識できるようになります。あのピーナツバタークッキーの女性がそうであったように,「味の飽和」を翌日まで持ち越せることにも気づくでしょう! 舌も肥えてきて,食べ物の中にはただの燃料であって,食べるに値しないものがあるということもわかるでしょう。また,保存料不使用で栄養価が高い食べ物を味わえるようになれば,その味に強く惹きつけられることにも気づくはずです。他のマインドフル・イーティングのプラクティスと同様,「味の満足感」や「味の飽和」へのマインドフルな気づきと,それらを使った柔軟でバランスのとれた食へのアプローチが,時間をかけるほど発展していくでしょう。

FAQ 「内なるグルメをマインドフルに認識する」とは，いつもゆっく
り食べなければならないということですか？

そういうことではありません。マインドフルに食とつながるにつれて，あなた
はいつものペースに戻ることができ，それでもなお，味の体験をマインドフルに
認識できることに気づくでしょう。それはまた「こうするべき！」という類のも
のでもありません。それは，食事や間食をとり過ぎることなく味わえるようにな
るための，強力な道具の１つでしかないのです。

第10章

ちょうどよい量を食べる

　ここまでで，あなたは「内なるグルメ」についての理解を深めてきたことでしょう。ここからは，「十分食べた」と判断するのに役立つフィードバックのサインを見つけていきます。私たちはみな，「自分が全部食べたなんて信じられない」という不快感を経験しています。そのような満腹感は，警告なしに急に生じたように感じるかもしれませんが，そうではありません。ここまでで学んだように，食べ物を2〜3口食べただけで味蕾は満足を感じるかもしれませんが，身体はまだかもしれません。本章では，第4章で紹介した2つの追加プロセスを確認する方法を学びます。

- 胃の満腹感：食べたものの重さと量，それが胃からどのくらい早く動いていったか，胃の内部や周辺で感じる感覚です。
- 身体全体の充足感：活力と幸福感——あるいは，疲労感と満腹感——であり，血糖上昇などの生化学的変化として現れます。空腹感の逆と考えられるかもしれませんが，同じプロセスのいくつかが関係しているので，これに対しては別の注意を向けるのが有益です。かなり初期の段階で始まりますが，食べ物はゆっくりと消化されるので，だんだんと大きくなっていくかもしれません。

　ワークショップに参加したある女性は，スナックを食べ過ぎてしまうことがあり，充足感を得るには多くの量が必要だと考えていました。しかし，満腹感と身体全体の充足感にマインドフルに気づくようになった後は，小さなグラノーラバーで自制できるようになり，10分後には，いつもの不快さを

感じることなく幸福感が向上していることに気づきました。

胃の満腹感と身体全体の充足感に注意を払う利点

　年に数回しかない，たとえばサンクスギビング（感謝祭）などの家族の集まりで大量に食べても問題にはなりません。年数回の食べ過ぎは，体重増加につながるものでも，体重減少を妨げるものでもないからです。

　問題となるのは日常的な過食です。満腹感と身体全体の充足感をマインドフルに認識できるようになったら，胃がパンパンになるまで食べ物を詰め込まなくても満足を感じ，適量で食事を終えることができるようになるでしょう。さらに，以下のことが可能となります。

- **体重を減らす苦痛が少なくなります。**普段の生活で，心地よさを感じる時点を通り越して食べてしまうとしたら，継続的に必要以上のカロリーを摂取していることになります。体重は減るのではなく徐々に増えるか，ダイエット（良いこと）と過食（悪いこと）を交互に繰り返すことになるでしょう。胃の満腹感と身体全体の充足感をマインドフルに認識することは，あなたが食べ過ぎてしまう前に，それがより量が多く低カロリーな食べ物なのか，それとも，これまでほとんどいつも食べ過ぎていた高エネルギーで吸収されやすい食べ物なのかについての気づきを高めます。

- **より大きな満足感を，より早く得られるようになります。**身体全体の充足感は数分で得られます。私の夫は糖尿病で，クッキーを食べたり，ジュースを少し飲んだ後，数分で，ふらついた不安な気分からよい気分になります。あなたにとって変化は劇的ではないかもしれませんが，注意を向ければ，食べ始めからすぐに身体で感じる変化に気づけるようになるでしょう。

- **たくさん食べる前にやめられるようになります。**心地よいと感じる時点を過ぎても食べてしまうことはよくあります。私たちは，早い段階に訪れる満足できる時点を見過ごしてしまうかもしれません。なぜなら食べ物を無駄にしたくないし，誰かが「食べろ，食べろ，食べろ」と圧力を

かけてくることもあるし，すごく満腹になるまで食べないと満足を感じ
ないと考えたりするからです。本章では，だらだら食べるのではなく，
満足を感じて食事を終えるのに役立つ方法を学びます。

　誰もがマインドフルに認識する方法を学ぶことができます。それは，すぐ
に習得でき発展させられるマインドフルネススキルです。食事のコントロー
ルができていなくても，どんなに過体重であっても，間違いなく，胃の満腹
感や身体全体の充足感，満足感といったあらゆる内なる感覚に気づくように
なります。他の人よりもすぐにマインドフルに認識できる人もいますが，ま
ったくできない人に出会ったことはありません。

満腹感の10点スケール

　10点スケールを使うと，空腹と同じように満腹にも気づくようになりま
す。スケールの数字1は「少しも満腹でない」，10は「最も満腹」です。「中
程度に満腹」や「十分に満腹」は人それぞれですが，だいたい6か7のあた
りが，胃がちょっと膨らんだと感じる時に相当します。外出して激しい運動
はしたくないが，不快を感じない程度に散歩に行ける状態です。

　満腹スケールと一緒に空腹スケールも使います。食べると空腹感は低下し，
満腹感は高まります。食後の時間が長くなると，満腹感がなくなり空腹感は
増加します。つまり，2つのスケールは，単に連続体の両極にあるのではな
く，身体と脳の異なるプロセスを表しています。下の図からわかるように，
それらは重なっています。この重なりのために，少し食べると空腹感は小さ
くなりますが，満腹というわけではありません。

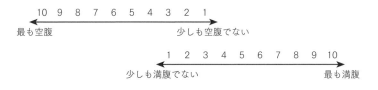

空腹スケールと満腹スケール

実践しよう

　最初のプラクティスでは，大量の水をかなり速く飲みます。そして10点スケールを用いて，胃の満腹感と身体全体の充足感の違いを認識します。どちらの感覚も，どのくらい食べてバランスをとるかに役立ちます。それぞれの感覚を別々に認識できるようにしましょう。プラクティス2では，身体全体の充足感に焦点を当てますが，同じ10点スケールを使い，身体全体の充足感のみに焦点を当ててみます。プラクティス1で体験に気づき，プラクティス2に進むには2〜3日かかります。両方のプラクティスで得た体験を，1日のうちで何度も使えるのがわかるでしょう。

プラクティス1

大量の水を飲む

　このプラクティスは，胃の満腹感（腹部の緊張感と満腹感が増すこと）と身体全体の充足感（栄養素が血流に溢れてくる活力と幸福感）の違いを知るのに役立ちます。たくさんの水を飲むと，あなたの胃は膨らみ，重みがかかります。しかし，水には栄養素がなく血糖値に影響を与えないので，食べ物の価値とは切り離された満腹感とはどんなものかがわかるでしょう。

　プラクティスには，約500〜600ccのボトルか，透明な容器，または2つの大きなグラスを使います。およそその容量の水で，それらの容器を満たします。少なくとも数時間は食べていない時に，このプラクティスの時間を見つけるようにしましょう。いくらか喉が渇いた状態にしておきたいかもしれませんが，その必要はありません。その量の水を全部飲んだことで，心と身体が興奮するのに役立つようにするだけです。水を胃の中に留めるため，相当速く飲むことが重要です。不快でしょうが，それがこのプラクティスの狙いです。

プラクティス：水の飲み方

グラスやボトルの水を持ったら，

1. 目を閉じます。数回深呼吸をして，ミニ瞑想をして心を集中させます。
2. 胃の満腹感に注目します。始める前，1～10のスケールでどのくらい胃がいっぱいだと感じるでしょうか？ 満腹感の評価に役立ったすべての感覚を意識しましょう。
3. ボトル半分またはグラス1杯の水を飲みます。これをかなり速く行います。
4. 再度，満腹感をマインドフルに認識してみます。同じ1～10のスケールで，どのくらいいっぱいに感じましたか？ 評価は変わりましたか？ どのような感覚が評価を変えたでしょうか？
5. 残りの水を素早く飲みます。また，できるだけ多く飲みます。
6. 満腹感をマインドフルに認識するようにし，同じスケールで自分の満腹度を再評価します。どのように変わりましたか？ 水を飲んで満腹感のレベルはどう変わったでしょう？

プラクティス1の振り返り

ワークショップ参加者の多くが経験したように，あなたは大量の水を飲むとすぐに不快さを感じるでしょう。まさにそれがポイントです。水の量は，通常の食べ物（2～2.5カップ）で，スープボウル1杯，ロールパン2個，小さいサラダ1つを合わせた量に相当します。プラクティスでは，食事の早い段階で胃の満腹感に気づくようになります。

普段の食事でこの気づきをもてるようになると，満腹感のレベルを「やや満腹」「中程度」「非常に満腹」と表現したくなるかもしれません。1～10のスケールを気に入り，すぐにそれに取りかかる人もいます。「昼食の途中では5だったが，7になるまで食べ続けた」というようなことを言う人もいます。あるいは「6と7や3と4は，大して違いはないので，それで大丈夫です」と言う人もいます。1～10のスケールは，最初の段階では，満腹感の微妙な違いに集中したり，空腹から満腹に自動的に移行するわけではないことを理解するのに役立ちます。自分の身体の感覚を認識できるようになれ

ば十分なのです。

　普段の食事の中でこのプラクティスを試すと，特定のパターンに気づくか
もしれません。クライアントの中には，「いつも10まで食べます」と言う人
もいます。朝食を10まで食べますか？　軽食ではどうですか？　いえいえ，
あなたはおそらくもっと早く（10まで行かずに）食べることをやめていて，
それでもう満足しています。すべての食事で同じようにできるはずです。練
習を積むほど，望ましい満腹感のレベルを事前に決められるようになります。
たとえば，軽食をとる場合，スケールの下（2，3，4）の満腹感までの分
だけ食べると決めることができます。他方，夕食の場合には，満腹感レベル
の高い6や7あたりで，そして身体全体の充足感／満足感もほぼ同じレベル
で，食事を終えると決められるでしょう。ただし，自分自身を監視する方法
としてではなく，探求心，好奇心，柔軟性をもって実行してください。

　マリーはマインドフル・イーティングのグループの参加者で，それまで週
に何回かむちゃ食いをしていました。彼女は，5までで食べ終わるつもりが
7まで食べてしまったことにいかにがっかりしたかを話してくれました。や
や沈黙があった後，もう一人の女性がはっきり言ったのです。「マリー，あ
なたは1週間で5と7の違いがわかるようになったのよ，驚いたわ！」

プラクティス2

　少量のご褒美を楽しむことで，身体全体の充足感をマインドフルに認識する

　そろそろ胃の満腹感がわかるようになり，身体全体の充足感にどのように
注意を向けるか学ぶ準備ができた頃でしょう。このプラクティスのため，少
量で済むおやつを選んでください。あまりに胃が重たくならない程度の量で，
すぐに消化できる，糖分でできたものがよいでしょう。こうすることで，す
ぐに血糖値が上がり，5〜10分以内に身体全体の充足感がわかるでしょう。
チョコレートバー，クッキー2〜3枚，1杯のオレンジジュースから選んで
みます。全部で150〜200カロリーの追加を目指すとよいでしょう（注：糖
尿病の場合は，このプラクティスを省略してもかまいません。後で触れますが，
低血糖時にこの種の食べ物をとるとどうなるのか，糖尿病の人々はすでに知って

いるからです)。

　少し空腹を感じる時間帯，次の食事の直前ではなく最後の食事の数時間後
に，ご褒美のおやつを食べてみてください。

　プラクティス：おやつの楽しみ方

1．目の前におやつを置きます。目を閉じてミニ瞑想をします。

2．気づきを感じたら，自分の身体の感覚に気づくようにします。1～
　10のスケールで，身体的な空腹をどのように感じるか？　それにどの
　ように気づくか？　点数をつけることに役立つあらゆる感覚に気づくよ
　うにします。

3．おやつの半分を食べます（飲みます）。食べたらすぐに，満腹感のレ
　ベルをチェックします。ただし，水の時とは違い，食べる前に，少なく
　とも5分，できれば10分待ってください。この間，他のことをやって
　もかまいませんが，満腹感を確認するのを忘れないようタイマーをセッ
　トするとよいでしょう。

4．再びマインドフルに認識をしてみましょう。エネルギーのレベル，気
　分，幸福感がどのように変わったかよく考えるために，ミニ瞑想を用い
　ましょう。空腹感はどのように変わりましたか？　10点スケールでは
　どのくらい満腹を感じますか？　同じ1～10のスケールで，身体全体
　の充足感に関連した感覚を得ることができますか？　それらは同じでは
　ないことを心に留めておいてください。糖分のエネルギーが吸収される
　と充足感が高まり，一方，スナックや飲み物が胃の先へ進むと満腹感は
　低くなることに気づくかもしれません。どのような感覚によって，食べ
　た直後の評点が変わるでしょうか？

5．残りのおやつを食べてください。自分の身体の感覚にマインドフルな
　ままでいるようにしましょう。

6．その後の5～10分間，マインドフルになり，再度，同じスケールで
　満腹感と身体全体の充足感を評価します。それらはどのように変わりま
　したか？　少量の食べ物で，幸福感，気分，すべての満足感はどのよう
　な影響を受けましたか？　これらの感覚の違いはどのようなものでしょ

うか？　20分後ではどうでしょうか？

プラクティス2の振り返り

あなたは何を学びましたか？　満腹感と，身体全体の充足感の違いを探求できそうな感じでしょうか？　身体全体の充足感と，疲労感や退屈感など他の感覚との違いはどのようなものでしょう？　これらの感覚の違いが微妙だと感じたなら，さらに多くの量の食べ物でこのプラクティスを試してみてください。多くの量の食事の時には，食事の約20分後でも身体全体の充足感は一番はっきりしているかもしれません。食べ物が胃を通過して満腹感が消えそうでも，身体全体の充足感は依然として強いでしょう。それは単純に，空腹でないことの対極というわけではありません。練習を続けましょう。時間をかければかけるほど，違いを区別できるようになるでしょう。

プラクティス3

異なる種類の食べ物が，満腹感と身体全体の充足感に与える効果を探求する
カロリーが同程度の3つの食べ物を選びましょう。250～300カロリーが目安です。食物繊維，糖分，栄養バランスが異なる食べ物を選んでください。
このプラクティスには次の3つのものがふさわしいでしょう。

- **食物繊維の多いもの**。たとえば，大きなサイズ（5か6カップ分）の，電子レンジで作るバター風味ポップコーン（注：映画館で食べるバターポップコーンは同じ量でもかなりカロリーが高いため，カロリーが記載されていて，家庭で調理するタイプのものを用います）。
- **糖分の多いもの**。たとえば，500mlボトルのジュース（注：プラクティス1のように素早く飲む必要はありません）。
- **複雑な栄養素を含むもの**。たとえば，プロテインを含む健康食品。前述のように，冷凍食品が便利です。カロリーが明記されていますし，そのカロリーを簡単にとることができるからです。

自分でそれぞれのカロリーを計算し比較することができれば，好きな食べ物の組み合わせでも結構です。

　これらの食べ物が胃の満腹感と身体全体の充足感にどのように影響しているのか知るこのプラクティスは，毎日１つずつ試していくと，３日間で終了できます。毎日だいたい同じ時間，たとえば昼食時や午後遅くなど，適度に空腹でその後２〜３時間食べずに済むような融通のきく時間帯に練習しましょう。これによって，食べたばかりのものの効果を十分に評価する時間ができます。続けて３日間これができない場合は，１週間以内に試してみてください。ただし，それぞれの食べ物で経験した感覚を覚えておいて比較するのは難しくなるかもしれません。

プラクティス３：異なる食べ物を探求する方法

１．食べる直前に，ミニ瞑想を用いて確認します。空腹感，満腹感，身体全体の充足感を評価しましょう。

２．食べ物の半分を食べる，または飲みます。食べる時，味の満足感を確認してみましょう。ただし，それにより食べ続けるかどうかを決めるわけではありません。そして，自分の空腹感，満腹感，身体全体の充足感を評価し，どうやってその評価にたどり着いたかよく考える時間をとり，５分後に再度気持ちを整えましょう。

３．食事を終えます。５分か10分後に，もう一度，自分の空腹感，満腹感，身体全体の充足感に注意を向け，評価します。そして，１〜３時間確認し続けましょう。自分が考えたことを思い出せるよう，すぐにメモをとるとよいかもしれません。

翌日，２つ目として選んだ食べ物で同じ手順を繰り返します。

プラクティス３の振り返り

　ポップコーンを用いると，初めかなり満腹になり，しかしあまり身体全体の充足感には影響せず，１〜２時間のうちにすぐ空腹感が戻ってくることに気づきましたか？　同じように，大きなグラスに入ったジュースも，ポップコーンと同程度に満腹感が続かないかもしれません。幸福の感覚はすぐに増

大するかもしれません。もしくは，もっと多くの食べ物がとてもほしくなるでしょう。一方で，冷凍の鶏むね肉，玄米，野菜では，満腹度レベルは低いかもしれませんが，ポップコーンよりも充足感は続いたでしょう。その食事は，同じカロリーであっても，他のより複雑な栄養素を含んでいる場合もあり，そのさまざまな要素のために消化にかかる時間が異なるのです。

プラクティス4

お腹いっぱいの食事：皿の上の食べ物全部を食べない

満腹感と満足感への気づきが増すにつれて，十分に食事をしたと思う時点がいずれ訪れます。ところが，食べ続けなければいけないという気持ちにあなたは駆られます。このような時には，食べ続けたい衝動の背後にあるものに気づくようにしてください。「もっと食べろ」という誰かからのプレッシャーを感じていないでしょうか？　単に，料理をつくってくれた人を失望させたくないのかもしれません。「やってしまった，食べ続けたほうがまし」という思い込みの罠に陥っていないでしょうか？　それとも，食べ物を無駄にすると嫌な気持ちになるのでしょうか？

プラクティス：納得して食事を残す方法
1．食べようとする量よりも多い分量をお皿によそってください。
2．食べる時に，今まで学んだことをすべて実践してください。空腹感，満腹感，味の満足感が変化する感覚に注意を向けたままでいてください。
3．十分に食べたと感じたら，食べるのをやめてください。ナイフやフォークを置いてください。しかし身体が求めているなら，5〜10分以内にもっと食べてもかまいません。
4．自分のいろいろな考えや気持ちをよく見つめましょう。どのような考えが心に浮かんでいますか？　何らかの抵抗を感じている場合，その感覚がどこからくるのかを考えてください。
5．食事の残りは，後で楽しむために包んでください。または生ゴミとして捨ててください。それはあなたの自由です。

プラクティス4の振り返り

ワークショップ参加者の多くがそうであるように，食べ続けたい衝動は身体の充足感とはあまり関係がなく，いまだにただ機能している古いルールの影響が強いことに気がつくでしょう。これらの信念はどこからきたのでしょうか？　親から，お皿の中身は残さずきれいに食べるよう言われていた幼少時に，少しずつ教え込まれたのかもしれません。こうした信念は，あなたの認識，喜び，身体の大きさにどのような影響を与えたでしょうか？　そのような信念はまったく役に立たなかったのではないでしょうか？　自分の考え方を変える方法を考えてみてください。

たとえば，すでに十分な食事をした場合。メイン料理をさらに3口，付け合わせ，デザートを食べると，合計100カロリー以上になりますが，もし毎日食事のたびにこれを続けたら，あなたは4.5kgくらい体重を落としたいと思うようになるでしょう。その分を捨てるか，食べずに残しておくかしてください。このような少ない量ではお腹いっぱいの食事には足りないかもしれませんが，数日分まとめれば，満足のいく昼食になるのではないでしょうか。そして，今この瞬間にそれらを口に詰め込むよりも，おそらく，後でもっと楽しいと感じることになるでしょう。

レストランで，満足感を得るのに必要な量以上の料理が出た時は，お皿をきれいにすることよりも，翌日食べるために食べ残しをパックに詰めて持ち帰ることのほうがより価値あることだと自分に言い聞かせてください。このやり方でも，1日か2日後にもっと多くの楽しみが得られるかもしれません。

食べ物を家に持ち帰ったり，後日用に保存できなくても，捨てるのではなく，何かよい方法を考えてみてください。たとえば，余分な食べ物を最終的に堆肥に変えて，庭用に肥えた土を作ることができます。それとも，不必要で楽しくもない数百カロリーを食べることを選びますか？　必要以上に食べて，何が得られるのでしょうか。

食べ残したら，食事を楽しんでいないとシェフが感じるだろうと気の毒に思うかもしれません。でも，シェフというものは平均的な利用客を想定して食べ物を盛り付けていると考えましょう。食欲旺盛な人もいれば，食欲があまりない人もいます。ほとんどの人はその中間でしょう。シェフは，あなた

の身体にどれくらいの食べ物が必要で，あなたがどれくらい空腹なのか知りません。お店のシェフへの敬意をウェイターに託し，食事を下げてもらうことに気後れしないようにしましょう。

　他人の気持ちを傷つけることを心配しているなら，前向きに考えてください。クライアントの多くは，もっと食べるように勧める親戚と食事をする時に，とくに困難を感じています。罪のない嘘を言ってこの問題を避けた人もいます。「ごめんなさい。これは素晴らしい料理ですが，遅いランチを食べてしまって，本当にお腹が空いていません」と。あるいは，少しだけ食べて，後で空腹になり本当に楽しむことができる時に食べるため，家に持ち帰りたいと言う人もいました。いずれの方法でも，敬意を表し，丁寧に，毅然としてください。断ることは，提供されている食べ物やそれをつくってくれた人とは何の関係もないことをはっきりさせましょう。

　食べ放題のお得なビュッフェを利用する時は，「お金を払った分，食べ物を最大限食べること」から，「食べ物を楽しむこと」に焦点を移してはどうでしょうか（あなたの両親は，そうしないように言ったかもしれませんが）。可能な限りたくさん食べるのではなく，さまざまな品目を少量試食する機会と捉えてください。第12章では，これを行う方法をくわしく説明します。

　ある状況が他よりも難しいと感じることがあるかもしれません。意識が高まるにつれて，これらをずっと簡単に確認できるようになり，考え方を変える独自の方法を思いつくようになるでしょう。

次に進みましょう

　まだできていなければ，今が，第6章で記入した「あなたの1日を表す円グラフ」と「成功するためのチェックリスト」を見直すチャンスです。自分がどれだけ進歩したかを見て，嬉しくなるはずです。

　あなたは，空腹感と，全体的な充足感との違いがわかるようになります。そして，この2つが重なり合ってともに働くことが，どのようにして食べるという決定をさせるかがわかります。そうすると，そういった経験が食べ物の種類によってどのように異なるかに，さらに慣れてくるでしょう。また，

空腹感，満腹感，充足感のレベルが，何をどれくらい食べるかの意思決定に
どのように影響するか，前よりも気づくようになるでしょう。

　空腹感に気づく練習をしていくと，落ち着いている時には，満腹感や他の
充足感のシグナルにマインドフルに注意を向けることがより簡単になります。
高まる満腹感や充足感に必死で気づこうと苦労することもあるかもしれませ
んが，あきらめてはいけません。テレビ，暗い映画館，活発な会話など，注
意を逸らされるような場面でもマインドフルになり，練習を続けてください。
それらと食べ物が結びついてもあまり気にしないでください。

　たとえば，映画館のポップコーンがよい例です。私は，映画とポップコー
ン，どちらか一方だけに注意を向けるようにします。しかし，クライアント
の中には，映画全体を丸ごと感じる経験は，ポップコーンなしでは語れない
という人もいます。だから彼らは，ポップコーンを全部食べてしまうだろう
ことをわかったうえで映画館に入り，それを考慮して小さなサイズを注文し，
バターは少なくします。時には，それを夕食のかわりにしたり，少なくとも
夕食をあまり食べないようにしたりします。あなたも同じようにするかもし
れません。

第11章

....

非常ボタンをオフにする

　ここまで，心豊かな食生活のための「内なる知恵」の基礎を培ってきました。今度はそれを，「外なる知恵」と関連づけることを始めましょう。とりわけ，悪戦苦闘したり自己判断したりせず，気構えずにバランスよく，現実的な食べる量を決めることを始めましょう。

　あなたはこれまで，カロリーについて気にしたりしなかったりしてきたかもしれません。体重を減らそうとする時には，過度に用心深くなって，ありとあらゆる情報を見失わないようにしてきたでしょう。体重を減らす気がない時には，まったくその逆だったかもしれません。知りたいとも思わない時もあったはずです。ですから，カロリーを考えれば不安になるのは無理のないことです。自分は食べ物のカロリーをマインドフルに意識しているだろうかと疑問に思うとしたら，それはバランスのとれた食べ方をしているということです。

　しかし，カロリーを恐れる必要はまったくありません。それは食べ物に含まれるエネルギーであり，身体が必要とするものなのです。より多くのエネルギーを含む食べ物もありますが，少なくとも全体的なバランスという点では，ほとんどの食べ物は少量では良くも悪くもなく，太る原因でもやせる原因でもありません。食べ物の栄養価に関する理解を深めることは，カロリーに対する不安を和らげ，情報に基づく意思決定をする助けとなるでしょう。その判断は，マインドフルネスを得るための新しい強力なツールとなるはずです。

「食べ物のエネルギー」についての気づきとバランスの利点

「食べ物のエネルギー」についての気づきを深めると,「外なる知恵」は「内なる知恵」と結びつくようになり,以下の点であなたの助けになります。

- **体重増加の隠れた原因を明らかにする**。すでに書いたように,自分が食べているもののエネルギーを知らないのは,品物の値段を見ないで予算だけにこだわっているようなものです。食事や食べ物について理解を深めることは,食べる量を減らし,体重を増やすのではなく減らすことに役立つでしょう。

- **極端な空腹とそれに伴う過食を避ける**。ひと晩中の過食につながりかねない午後や夕方の空腹感を避けるにはどの程度食べたらよいかを学ぶことができます。

- **大好きなものを含め,どのように食べるかのプランを立てる**。大好きなものをみずからなくすと,だいたいは裏目に出ます。むしろ,好きなものを本当に楽しめるようになりましょう。しかも,いつもより少なめにそれを食べることです。

- **満足や喜びを伴う,持続可能な活動のレベルを高める方法(より多くのカロリーを消費する方法)を見つける**。週にほんの数時間を費やすだけで,代謝と健康感を高めることができます。また,多くの活動を組み込む方法を探すことができます(エレベーターではなく階段を使うなど)。まずは歩数計を使って日常の歩数をチェックしましょう。その後,毎週の運動量を10〜20％増やしていきます。好きなものを見つけるため,フィットネス教室をいろいろ試してみるのもよいでしょう。1年くらいかけて,さまざまなプランを試しましょう。ただし,埋め合わせ効果(「運動したから,おかわりしてもいいや」)の餌食にならないように気をつけましょう。

私がここで,従うべき唯一無二のルールを提示するつもりではないことがおわかりでしょう。もちろん,活動量や運動量が同じなら,体重を減らしたければ食べる量を減らさないといけません。それでも,自分の食事プランの

中から，食べるのをやめたり少なくするものを選ぶことができます。「外な
る知恵」を使う重要なポイントは，やみくもに特定のダイエットルールに従
うことではなく，情報とこれまで学んだ「内なる知恵」のツールとをどのよ
うに結びつけるかを考えることです。たとえば，何も付けないトーストは，
バターたっぷりのトーストよりカロリーは低いけれど，それで満足できるか
ということです。あなたはそれを食べたいと思いますか？

ジャムを少しだけ塗ったトーストではどうでしょうか？　半分だけバター
を塗ったトーストならどうでしょう？　あなたは，カロリーの少なさと楽し
みの大きさとの折り合いを，どのようにつけますか？　1週間とか1ヵ月で
はなく，この先ずっとと考えた時，あなたは食べ方をどのように変えたいの
でしょうか。その折り合いがつくのは，「内なる知恵」と「外なる知恵」が
出会う場所であり，あなたが最も幸せを感じるところのはずです。

そういう意味で，あなたはただの知識ではない，知恵を培っているのです。

本章のプラクティスは，食に関するあらゆる選択に対する好奇心と探求心
を育てていくことに役立ちます。それらは，あなたが食べ物への内なる抑止
力の考え方から離れ，自分が利用できるものとして，シンプルに栄養情報を
見て，よりバランスのとれた選択ができるようにデザインされています。

FAQ　私はカロリー計算なんて考えたくもありません。できればそのこ
とから目を逸らしておきたいです。こんな私でもこのプログラムについて
いけますか？

このアプローチを，ダイエット法とか制限法と捉えるのではなく，食べ方に知
恵をもたらすものと考えてください。カロリー計算をするのではなく，選択のた
めの情報を集めるのです。このアプローチが意味するのは，柔軟であること，自
分に鞭打つことなく栄養価とともに喜びを享受することです。重要な食事をとり，
エネルギー予算をオーバーせずに，大好きな食べ物を少量楽しむことです。あな
たは「絶対に食べない」マインドセットを完全にスイッチオフすることができる
でしょう。前に書いたように，1日（平均して）1800～2000カロリーを，自分

に制限をかけるものではなく，消費できるものと捉えてはどうでしょうか。さあ，自分が最も満足できて，しかもバランスがとれた食べ方について考えていきましょう。

....

実践しよう

ここで挙げるプラクティスは，「外なる知恵」を培い，食べ物の選択に役立つようにつくられています。プラクティス1は基礎づくりです。まず，自分のキッチンで好きな食べ物のエネルギーを知ることから始めましょう。これはプラクティス2の「500カロリー・チャレンジ」とも深く関連します。プラクティス3では，「食べ物のエネルギー」を振り分けることが，日中の空腹感をうまく扱えるようになることと非常によくかみ合うことがわかるでしょう。そして，「内なるグルメ」を用いて，栄養上のニーズと健康上のニーズのバランスがとれた食べ物の選択をするため，プラクティス4を行ってください。カロリー計算の新しい見方が身につくはずです。そして食べているものに本当に満足しながら，より健康な食べ物を選ぶことを心地よく感じ始めるでしょう。

プラクティス1

キッチンの棚を探索しよう

「外なる知恵」を使う前に重要なのは，いろいろな食べ物のエネルギーに関する知識を増やすことです。最も簡単な方法の1つは，自分のキッチンを探索することです。

プラクティス：キッチンの探索

1．棚の上の箱や袋に入った食べ物を取り出し，栄養表示を見てみましょう。栄養表示には，自分が食べるもののカロリー，脂質量，コレステロール，その他の栄養素が書いてあります。このプラクティスのために注

目する必要があるのは，一人分の分量と，容器のどのくらいがその目安になるか，その分量のカロリー数だけです。

2．探求心をもってこれに取り組みましょう。このプラクティスは，見つけた食べ物で自分を評価するものではありません。繰り返しになりますが，値札を見るのと同じようにカロリーについて考えてみましょう。値札で洋服自体が良いとか悪いとかの判断はしないように，カロリー表示で食べ物の良し悪しを判断する理由はどこにもありません。これは，制限なく食べてよいものがあるという意味ではありません。むしろ，どの程度食べてよいかということに関して洞察を深めること，大好きな食べ物を「無制限カテゴリー」から「制限つきカテゴリー」に移すことです。とくに表示されている一人分より少なく食べる場合，自分が好きな食べ物が思っていたよりカロリーが低いことを知って驚くかもしれません。

3．満足できる量で，考えていたよりカロリーの少ない食べ物を5種類見つけましょう。2さじのアイスクリームでは多いかもしれませんが，2分の1さじならばどうでしょうか。4分の1なら？　コーンチップ1袋は多すぎますが，ボウルに入れた一人分であればちょうどいいかもしれませんし，それより少し多くてもまだ大丈夫かもしれません。ましてやそれを少量，マインドフルに食べたらどうでしょうか。

4．逆に，別の方向から何か驚くようなことを探してみましょう。思った以上にカロリーのある，健康的と思われる食べ物を最低3つ探してみましょう。多くの人は「健康的な食べ物」の虜になり，栄養が少ない食べ物よりもカロリーが少ないという前提で，健康的とされる食べ物を必要以上に多く食べています。たとえば，トレイルミックスを健康的なスナックと考えて，低カロリーの食べ物であるかのように食べているかもしれません。しかし，典型的なトレイルミックスはたった大さじ3杯で160カロリーになります。小さなスナックでも，たった大さじ3杯で満足する人を知りません。ドライフルーツ，パッケージ入りバー，マフィン，グラノーラ，野菜チップスなど，何でもよいので手に取り，ラベルを見て驚きの発見があるか試してみましょう。

5．キッチンが終わったら，近くの食料品店で同じプラクティスをしたり，

レストランで食品のエネルギー表示をよく見たりして（表示が求められている地域にあなたが住んでいるなら），「食べ物のエネルギー」に関する知識を増やしましょう。もう1つの楽しいリソースは，『Eat This, Not That!』のシリーズです。このシリーズには，予想したよりもカロリーが高かったり低かったりする，びっくりするような食べ物の例が数多く示されています。しかしそれでも，一人分の食べ物を全部でなく半分だけ食べるとしたら，本の中の食べ物がどのように並ぶことになるか考えてみてください。

6．両方の角度から驚くことを探し続けましょう。以下のことを考えてみましょう。推奨されている量で満足できるだろうか？　自分が満足できて，かつその日にとるカロリーの予算を超えない量というのはあるのだろうか？　この食べ物は，この量で食べる価値があるのだろうか？　それとも，いつもなら「もっと食べたかったのに」と思うだろうか？

プラクティス1の振り返り

2つの方向性に驚きはありましたか？　ワークショップでこのエクササイズをすると，いつも驚きの声が上がります。参加者の多くは，味覚の気づきを促すために提供するチーズとクラッカーを，とてもカロリーが高いと誤解しています。「1枚のカロリーを考えてみてください」と尋ねると，30カロリーから60カロリーの幅でさまざまな答えが返ってきます（もっと高カロリーのこともあります）。でも，これは小さなチーズが乗ったWheat Thins（薄い小麦のクラッカー）でしかないのです。1枚はおよそ20カロリーです（クラッカーが9カロリー，チーズが11カロリーといった感じです）。多くの参加者は，マインドフルにそれらを食べると，3枚のクラッカーでとても満足することに気がつきます。まさに「おお！　もう1枚食べられるの!?」と驚きの声が上がることもあります。これはもちろん，テレビを見ながらだったり，何かに対する怒りに任せてやけ食いする時に，マインドレスに1箱の半分のクラッカーとひと塊のチーズ全部を食べることとはまったく違います。そういう食べ方の時は，軽く1000カロリー以上に到達してしまいます。

他方，あるクライアントは，毎朝食べているブランマフィン（小麦外皮の

入ったマフィン）のカロリーをチェックしました。そのマフィンにはナッツ，ドライフルーツ，刻んだニンジン，ズッキーニまでたっぷり入っていました。それは，彼女が本当に食べたいと思っていたドーナツより，ずっと健康的に見えました。しかし，カロリーを確かめてみて彼女はとても驚きました。そのマフィンは450カロリーもあったのです。そして，ドーナツはその約半分のカロリーでした。その1週間，彼女はドーナツを食べていましたが，ドーナツの味に飽きてしまい，あのマフィンのもっと複雑な味わいが恋しくなりました。そこで彼女はマフィンの半分だけを食べ，残りの半分は次の日に取っておくことにしたのです（カロリーとお金の両方を節約できました）。

　知識が広がると，あなたも，私のワークショップ参加者と同じ疑問にぶつかるでしょう。

「食べ物や料理に含まれるカロリーはどうすればわかりますか？」
　レストランで注文しようとしている料理や，農産物など包装されていない食べ物のカロリーを知りたい時には，いくつかの方法があります。

　インターネットで調べる。 さまざまなアプリ，オンラインサービス，ウェブサイトがあり，食べ物や料理の栄養に関するデータを提供してくれます。CalorieKing は信頼できる情報源です。米国農務省（USDA）の SuperTracker：Food-a-Pedia もよいでしょう。多くのレストランチェーンはメニューのカロリーを公表することが求められています（そして，いろいろな人がそれをネット上に公開しています）。

　カロリー計算ガイドを買う。 これらのブックレットは何百もの食べ物をリストアップしています。ガイドブックを持って歩けば，どこに行ってもガイドブックから助言を得ることができます。CalorieKing ガイドは範囲が広く，私たちのプログラムでも使っています。

　計量カップと小さなキッチンスケールを買う。 一人分の分量の判断は非常に難しいです。その朝食のシリアルの量に一致するのは，4分の1カップだろうか？　2分の1？　はたまた，1カップ分？　あなたのシリアルボウルにはどのくらい入るでしょう？　一人分の標準サイズが2分の1カップだったとして，あなたが何も考えずに1カップを食べたら，2倍のカロリーを摂

取したことになります。食べ物によっては，一人分がオンス量で明記されていることがあるため，小さなキッチンスケールを手元に置いて重さを測る必要があります。2オンスと4オンスの違いを判断するのは難しいからです。これはどの食べ物についてもいえることで，たいていの人には補助的な道具が必要です。重要なのは，こうしたものを使うことに強迫的になるのではなく，単に情報を得るためにそれを手に取るということです。

　目星をつける。同じ種類の食べ物はだいたい同量のカロリーを含んでいます。したがって，1つひとつすべての野菜や肉の切り身のカロリーを知る必要はありません。下の表の情報を知っておけば，あなたはうまく目星をつけられるようになるはずです。

食べ物の種類	提供されるサイズ	たとえるなら……	提供されるサイズあたりのカロリー
非でんぷん質の野菜（レタス，トマト，セロリなど）	生で1カップ（調理後の2分の1カップ）	野球のボール	25
根菜（ジャガイモ，ヤムイモ）	3オンス（中くらいのジャガイモ半分）	コンピューターのマウス	80
マメ科の野菜（レンズ豆，ササゲ，その他の豆）	2分の1カップ	テニスボール	115
果物	果物丸ごと1つ，グレープフルーツ半分，ベリー1カップ，四角のメロン	野球のボール	60
たんぱく質（鶏肉，その他の肉，魚）	3オンス	小切手帳，トランプ1箱	脂が少ないもの＝100 脂が中くらいのもの＝150 脂が多いもの＝220
脂質（バター，油，マヨネーズ）	ティースプーン1杯	親指の先端	34
砂糖	ティースプーン1杯	親指の先端	15

　「パッケージに表示されている一人分の量に，いつも気をつけていなければいけませんか？」

　どのくらいの量を食べるかを決める時には，あなたの「外なる知恵」（一

人分の量のカロリー）と，「内なる知恵」（自分はどのくらいお腹が空いているか，どれが満足させてくれそうか）とを組み合わせることが重要です。そうして，あなたの「選択する力」を鍛えていきましょう。それがあなたの選択ならば，時には一人分より多く食べてもいいでしょう。とても大きなリンゴは，小さなリンゴの２倍のカロリーを含んでいるかもしれません。２分の１カップのグラノーラのかわりに１カップ食べたとしたら，２倍のカロリーを摂取したことになります。一方で，箱入りパスタの１カップやご飯は，通常の一人分で約200カロリーですが，そんなにたくさん食べたくないかもしれません。瓶詰めのクリーミーなアルフレッドソースは約200カロリーだと気がつくかもしれません。でも４分の１カップのライトタイプならたったの60カロリーです。さあ，楽しんでください！

　あるいは，「内なるグルメ」を使って，一人分よりもずっと少ない量で満足できるかもしれません。何かの食べ物をたった３口味わって，表示されている通常の一人分に相当するなどということはめったにありません。ほんの数枚のチーズクラッカーは，一人分の約140カロリーに相当する14 〜 16枚のクラッカーに比べて，はるかに少ないです。高品質の板チョコをふた口，60カロリー相当味わうことは，一人分相当の190カロリーに比べれば，わずかなものです。

プラクティス２

500カロリー・チャレンジ

　過去のダイエットではおそらく，誰かが作った外的な制限を使って，食べることに制約を加えていたと思います。あなたはその制限に従って，毎日1200 〜 1400カロリーを摂取していたのでしょう。特定の食べ物，とくにあなたが強くほしいと感じるもののリストの上位を諦めなければならなかったでしょう。いずれにしても，食べたいものをあまり食べてはいけないという感覚が残ったことと思います。短期的には，ダイエットのルールがあなたの意志の力を引き上げるのに役立って，安心感を得られたかもしれません。しかし後になって，恐怖，不安，葛藤を感じたと思います。それは，そのダイ

エットは，柔軟性や，どうやって適度にやりくりするかを教えてくれなかったからです。

500カロリー・チャレンジは違います。このプラクティスでは，食べ続けるものとやめるものを決めることで，1日の食事から最大500カロリーを減らします。500カロリーは単に目安であって，推奨する最大のカロリーであり，いつでも最初に戻れます。誰もがこんな多くのカロリーを減らす必要はありません。あなたの減量目標が10〜15kg程度の場合には，500カロリーは多すぎる可能性があるので，200〜300カロリーにすることをお勧めします。それでも月1kg程度を減らすには十分で，長期的には必要摂取エネルギー（カロリー）を適切にとっていると考えられます。別のやり方として，最初500カロリー・チャレンジを数ヵ月行い，その後，25kg程度以上減量する必要がある場合や減量が頭打ちになった場合には，さらに不要な数百カロリーを見つけることにしてもよいでしょう。

重要なのは，あなたが責任をもって決めることです。決して無理せず，慎重に，減らす「食べ物のエネルギー」を決めるのです。マインドセットを，「これはどうしても食べられない」から，「本当に満足するのにどれくらいが必要か？」に変えましょう。生きていくのに必要ないものだけを減らすかなくすことを選択するわけですから，過去に経験したような抵抗や渇望感が残ることは決してありません。

プラクティス：500カロリー・チャレンジ

この挑戦は，初めに1週間，さらに続けて数週間継続します。最初の週は，典型的な時期を選んでください。休暇の週や，顧客と一緒に過ごす週，頻繁に外食する週（あなたが普段からそうしている場合を除く）は避けます。目標は簡単です。最初の1週間は，日常の摂取量から平均して約500カロリー（または決めた目標カロリー）を減らす方法を見つけるようにします。ただし，実際に変えることはしません。つまり，減らす500カロリーの選択肢を見つけるのです。そうすることで，変えようとしているやり方が予想以上に困難な場合，それ以外の選択肢があると考えることができます。

1．自宅で，または外食時に，普段何を食べているかを考えてみましょう。

2．食べずに済ませられるか，一人分の量を減らすことのできる5〜10種（またはそれ以上）の食べ物を探します。そして，あなたが食べているものから，1日あたり最大500カロリーを減らす方法を探しましょう。たとえば，高脂肪のマヨネーズから低カロリーのマヨネーズに，または通常のサラダドレッシングから低カロリーのドレッシングに切り替えるとどうなりますか？　1日にどのくらいのカロリーが節約できるでしょうか？　バターを大さじ1杯のかわりに小さじ1杯にしたら？　夜にアイスクリーム1カップ食べるかわりに，半分にしたら？　スプーンでほんの数口味わうことにしたら？　1日に飲む清涼飲料水を減らしたり，注文するポテトフライをLサイズではなくSサイズにするとどうなるでしょう？　ポテトフライやハンバーガーを誰かとシェアすることにしたら？

3．計画を実行する際，進捗状況を把握するために，500カロリー・チャレンジワークシート（179ページ）を使用しましょう。ワークシートと同じようなものを作成したり，MB-EAT.com を見てください。500カロリーをどのように減らすかはあなた次第です。大きな変更点もあるでしょうし，細かい変更点が複数あるかもしれません。1日の食事から100カロリーを5回減らすために，たとえば3回の食事と2回の間食からそれぞれ100カロリーを削減するという方法になるかもしれません。あるいは，50カロリーを10回減らす方法が見つかるかもしれません。日によって食事の選択が変われば，方法も変わるでしょう。しかし，一人分のサイズを小さくしたり，油やバターのような日常的に使用するものを減らすことは，ほとんどの場合に効果的なはずです。

・・

500カロリー・チャレンジワークシート

　典型的な食事や間食で，量を減らすかまったく食べないようにできる食べ物を少なくとも1つ見つけましょう。他より実行が容易なものを選びましょう。他の食べ物に比べて「より簡単」「より困難」の欄を使用して，それぞれの変更の難易

度を評価します。今まで学んできた「選択する力」をフルに使って，最良の変更を行ってください。選択肢を探すのに（少なくとも）１週間以上かけてください。そして，欄に記入してみて，実際に試しながらできるだけ多くの可能性を探っていきましょう。

日付	食事／間食	食べ物	減らす量	より簡単／より困難（1-7）	節約カロリー	カロリー総量
	朝食					
	間食					
	昼食					
	間食					
	夕食					
	間食					

⋯⋯

プラクティス２の振り返り

　500カロリー・チャレンジには，冒険心と柔軟性の感覚をもって取り組みましょう。これは，１回の食事や１日に食べられる食べ物の量について，厳しい規則を設けることではありません。お金の予算と同じように，食べる場合の摂取エネルギーの予算を考えるようにしてください。たとえば，ある日は多く食べて，別の日は少なく食べるということです。これまでに排除されてきたダイエット法に共通していえる欠点は，この柔軟性に欠けているということです。わかりやすいように金銭管理でたとえると，その月の使用できるお金が約300ドルの場合，毎日ぴったり10ドルずつ使うのではなく，何日かはそれより少なく使い，その後，週末には新しい服や贈り物を買いに出かけます。同様に，カロリー予算を減らすと決めた場合でも，毎日規則的に少ないカロリーで済ますわけではありません。週や月単位で大まかなカロリー予算を守っている限り，問題はありませんが，減量の結果を出すためには，結局はそれ相応の期間，しっかり予算内で管理する必要があるのです。

家でパイを半分にして食べるのは簡単でしょうが，両親と一緒の時には，なぜ半分しか食べないのか説明するよりも，全部食べてしまったほうが簡単だと感じるかもしれません。グループに参加しているある男性は，ほぼ毎日飲んでいた炭酸飲料3〜4本をすべてやめることに決めました。その後，少なくとも1本は本当に飲みたかったので，他の食べ物を減らすことにしました。しかし，10週間のプログラムが終わるまでにはその炭酸飲料が甘すぎると感じるようになり，ダイエット炭酸飲料だけを飲んでいました。別のケースでは，自宅でのコーヒー用に，ハーフ＆ハーフのかわりにスキムミルクを使った女性がいました。自分は正しいことをしているという高潔感がありましたが，満足は得られませんでした。彼女はその後，カロリー計算を行い，コーヒー3カップ以上の場合，脂肪2％のミルクにすれば，1カップあたり約2杯使えることに気づいて，そのクリーミーさを満喫することができたのです。これは，スキムミルクよりもわずか15カロリー多いだけで，ハーフ＆ハーフに比べおよそ80カロリーが節約され，健康的で満足のいく結果が得られたということです。しかし，会議でコーヒーに使えるのがハーフ＆ハーフしかない時には，心配することなくそれを使っていました。

　これはまた，体重が減るまでは「優秀」でいて，その後は前の食べ方に戻るということではありません。そうではなく，ずっと続けられると思える変化を作り出し，健康的で快適な体重になるため，食べるのを諦め，減らす価値のある食べ物を見つけるということを問題にしているのです。

プラクティス3

食べるエネルギーを振り分けよう

　昼下がり，あなたは空腹です。何をすべきでしょうか？　空腹感を無視して，夕食まで空腹のままでいますか？　あるいは絶えず消えることのないその感覚に従って，軽食をとるべきでしょうか？　もし軽食をとると決めたら，どれくらいの量がベストでしょう？

　このプラクティスは，この種の決定をするのに必要な「外なる知恵」を活用するのに役立ちます。先述したように，あなたの腹ぺこな細胞に力を与え

るためには，代謝と体格に応じて，１時間あたり100カロリープラスアルファのカロリーが必要です。あなたの目標が１日あたり1600〜1800カロリーで，１日に16〜17時間起きている場合は，１日の必要カロリーをその時間数で割ると，１時間あたり約100カロリーになります。あなたの体重が重ければ重いほど——過体重，身長が高い，筋肉質の場合——目標体重に必要なエネルギーが大きくなることに注意してください。なぜなら，その体重分の全細胞が「食べ物のエネルギー」の配分を求めるからです。しかし，それでも１時間あたり100カロリーの推定値を参考にできます。100カロリーがあなたの実際の必要エネルギー量よりも少ない場合は，少し増やすか，あえて少し空腹を感じるようにします。空腹感は，いくらか余分の体重を燃やしているサインだからです。

　この方法を使って，食べる量や頻度の選択が上手にできるようにしましょう。

　プラクティス：あなたの食べるエネルギーを振り分ける

１．１時間あたりおよそ100カロリーのカロリー予算を設定します。たとえば，午前７時に500カロリーの朝食を食べることにします。正午まで500カロリーで満足できるとわかっていたら，午前の間食は必要ないかもしれません。または，それだと朝食が多すぎると感じるかもしれません。その場合は，午前10時のコーヒーブレイク用に果物を食べずにとっておいてもよいでしょう。正午に400カロリーのランチを選ぶと，午後４時頃には空腹を感じ始めるでしょうから，夕食がまだ数時間先であれば間食が必要となるかもしれません。

２．身体的な空腹を感じるのが食事の時間ではない場合を探してみましょう。すでに食べてしまったものは何だったか，そしていつ食べたのかを考えましょう。同様に，次の食事がどのくらい先になるか，考えてみてください。

３．次に，適切な間食を決定します。たとえば，夕食が４時間後の場合は，午後に300〜400カロリーの軽食を選びます。夕食が遅くなるようなら，少し多めの昼食をあえてとるようにしてください。罪悪感を抱くのでは

なく，夕食の時間までに身体に必要な燃料を与えているところだと肝に銘じてください。間食をとらずにいると，何が起こるでしょうか？　あなたはひどく空腹を感じながら夕食をとり始めるかもしれません。その空腹感はマインドフルに食べる力を圧倒し，本当に満足と感じるのに必要な量より多くを貪ることになるでしょう。もしかすると，数時間後まで止められない連鎖反応が始まり，食べ続けてしまうかもしれません。

プラクティス3の振り返り

このプラクティスは，1時間あたり100カロリーのガイドラインに基づいて，時間がきたらロボットのように食べる，という話ではありません。ポイントは，身体が自分に語りかけてくることを受け入れ，次の食事に問題なくつながる適度な量の食べ物をとってよいと，自分に許可することです。それは，果物1個やひとつかみのニンジンスティックよりもたくさんの食べ物の誘惑に負けてしまっている，と自分を責めることではありません。そのやり方では，数時間後の次の食事まで，決して満足できないでしょう。空腹感をマインドフルに認識する必要があり，さらに満腹感と満足感をもマインドフルに認識するのです。ワークショップの参加者は一貫して，1時間100カロリーのガイドラインがどれほど役立つか教えてくれています。何をどれくらい食べたらよいか決めるために，あなたのすべての知恵を働かせてください。

プラクティス4

より多く／より少なく食べる：「食べると毒」ではなく

特定の食べ物の健康上の効果とリスクについて栄養学や医学が提供する情報は，ここ80年で増加の一途をたどっています。言い換えれば，健康な食事に関するエビデンスに基づく提言や有益なガイドラインが劇的に増えたのです。それらは，米国農務省（USDA）公認の推奨，米国医師会・米国栄養士会といった非政府組織の推奨，あるいは「ジム・ゴードンの"食べ物は薬"運動」のような訓練プログラムなどで示されています。自分や家族用に食べ物を選ぶ際には，そうした情報は心に留めておいたほうがよいでしょう。

しかし，私たちはみな長年にわたって，さまざまな理由で，特定の食べ物を遠ざけるように言われてきました。健康の名のもとに，トランス脂肪酸，砂糖，加工食品，赤身の肉，デザートをやめるように言われてきたのです。おそらくみなさんは，次のようなことを決してしないようにというアドバイスを目にしたり，試みたことすらあるはずです。

・ソフトドリンクを飲むこと。これらは液体毒物です。
・精製糖類の摂取。これも毒です。
・小麦グルテンの摂取。体内の全細胞に炎症を引き起こします。
・間食にポテトチップスを食べること。病みつきになり，1個だけでは止められなくなります。

こうした助言は，あなたがたまたまパン好きだったり，ときどき炭酸飲料やポテトチップスを楽しむ人間であれば，従うのは難しいと思います。

これとは違う方法として，あなたの好きなこれらの栄養価の低い食べ物を適切な量に保ちながら，より多くの——おそらくずっと多くの——健康的な食べ物を，自分と家族の食事に加えるやり方があります。

大好きな食べ物をとりながらも健康でいることは可能でしょうか？　もちろん可能です。これらはすべて，「外なる知恵」に基づいています。

プラクティス：より多く／より少なく食べる

このプラクティスでは，自分が「食べると毒」という考えにとらわれている時はいつなのかに気づいてください。そして，そうした考えにとらわれるかわりに，自分の意思で栄養に関することを決め，その決断を，これまで培ってきた「外なる知恵」に加えるやり方を身につけていってください。そのために以下を行います。

1．栄養について学ぶことに時間をかけます。どんな食べ物が健康を促進するのか，またそれはなぜなのか？　初めの一歩として，農務省のMy Plate（Choosemyplate.gov）を使うのもよいでしょう。これは，栄養と健康についての最新の知識を深めるため，専門家チームによって開発され

たものです。MyPlateガイドラインに基づいてお勧めできることを以下に挙げます。

・食事の半分は，青い果物にします。果実と野菜は，ビタミン，ミネラル，健康促進栄養成分が豊富です。そして，よいニュースです。冷凍野菜は，栄養価を保っています。果実と野菜は，カロリー数の割りにボリュームがあります。

・食事の4分の1を穀物にし，少なくともその穀物の半分（1日平均で）は，オートミール，玄米，そば，粟，ブルガ（火であぶって乾燥させた小麦），大麦のような全粒穀物か，全粒穀物の粉でできた食べ物にします。全粒穀物は，穀粒（もみ殻，種，内胚乳を含む）をそのまま含んでいますが，精製穀物は，穀物の栄養や繊維の大部分をなすもみ殻，種を欠いていることが多いものです。繊維は消化や血糖コントロールに役立つので，充足感が長続きします。精製穀物のかわりに全粒穀物をとる過体重の女性が低カロリー食にしたところ，同等のカロリーで全粒穀物はなしにした女性よりも脂肪が減りやすかったとの研究知見があります[^(1)]。

・食事の4分の1，もしくは1日約5〜7オンスはたんぱく質にします。これは健康のために必要なたんぱく量を示しています。植物性たんぱく（例：エンドウ豆，インゲン豆，大豆，種）は，消化吸収を遅らせる繊維を含むので，最も満腹感が高まるかもしれません。魚介類は健康を促進するω3脂肪酸が多く，赤身肉よりカロリーが低いので，週に2回以上，たんぱく源として魚介類をとることを考えてみましょう。

・ミルクやヨーグルトのような乳製品は，低脂肪食品の選択肢として，食事と一緒にとってもかまいません。これらは，カルシウム，ビタミンD，カリウム，たんぱく質やその他の健康促進栄養素を供給します。低脂肪のものを選択するとエネルギー摂取を減らすことができますが，低脂肪チーズは食べる価値がないと感じられ，一方で高脂肪のプレミアムチーズがしっくりくるかもしれません。実験してみましょう！

こうした食事のイメージは，多くの食事や食品タイプに適するとは限りませんし，そのように意図されたものではありません。たとえば，サ

ラダが付いた栄養価の高いサンドウィッチはMyPlateガイドラインに適っていますし，サラダや全粒小麦と一緒に提供される豆が肉より多めのチリボウル（または，菜食主義者用の肉なしもの）も，同様に適しています。ワークショップ参加者の中に，食べ物にかけられる予算が限られているけれども，もっと健康的な食事をとりたいという人がいました。その人は，メイン料理に全粒穀物を付け合せることで費用を安くできることを知らなかったのです。

　自分の好きなやり方で，栄養の世界を探求し続けてください。しかし，ワークショップ参加者の多くは，MyPlateガイドラインだけに基づいた食べ物の選択には改良の余地があると感じるようになりました。野菜をより多く，肉を少なく，全粒穀物を多く，精製穀物を少なめにとる，といったことが簡単にできると気づいたのです。

2．学んだ栄養の知識を用いて，自身の健康と「内なる知恵」にとって有益な栄養に関する3つの目標を設定しましょう。ワークショップ参加者が作成した目標のいくつかを次に挙げます。

・毎週，スーパーの青果物売り場から新しいものを試す
・毎週，新鮮な青果物に特定の金額（20ドル，またはそれ以上）をかけることを目指す
・毎日，青果物をひと皿分多く食べる
・全粒穀物のパスタを試す
・週に2回全粒穀物（玄米，キヌア，ブルガ）を食べる
・全脂牛乳から脂肪率2％の低脂肪牛乳に変える
・糖分の多い高脂肪のデザートや間食の量（や大きさ）を大幅に減らす

3．目標を3つ達成したら，2つ追加しましょう。身体に栄養を補給し，健康を促進し，味蕾を満足させる，バランスのよい食事をとっているとさらに確信するまでは，これを続けましょう。

4．典型的な毎日・毎週の食パターンの中で，高脂肪・高糖分・高加工度・高塩分（とくにパッケージ食品や缶詰）の食べ物をどこからとっているか探しましょう。そして，どうすればそれをうまく見分けられるかを考えましょう。より多く／より少なく食べるガイドを参照します（健康

的な食べ物は増やし，そうでない食べ物は減らす。しかし，しばしばもてはやされている「全か無か」的，「食べると毒」的なアプローチではありません）。何を減らせるでしょうか？　一人分のデザートの量を減らすのはどうでしょうか（喜びは減らさずに，2〜3口で十分だと，味蕾は知らせてくるでしょう）。炒める油をより健康的なものにしますか？　思い切ってフライドチキンを3つでなく1つにするとか？　トマトソース類は，より低塩分のものを買ってはどうでしょうか？

5．あなたと家族に関係する，最近の健康と栄養の情報に目を光らせてください。あなたは，糖尿病にとくにかかりやすいですか？　がんには？　心疾患には？　関節リウマチには？　高血圧には？　持続可能で満足のいく食事パターンを構築するために，これらの健康問題を予防し管理するのに役立つ最新の情報に目を向けましょう。

プラクティス4の振り返り

　自分自身に寛容になりましょう。食の好み，買い物や料理の習慣は，あなたが何年もかけて培ってきたものです。ひと晩で変える必要はありません。実験し，レクチャーを受け，新たな方法を試してみましょう。より多く／より少なく食べるという見方を家族にももってもらい，少しずつ自分の望む方向へ進んでいってください。

次に進みましょう

　食べ物とバランスのとれた関係を構築するのに「外なる知恵」を使うやり方が数多くあることを知って，驚いたかもしれません。たとえ，あなたがこれまで無数のダイエットを試してきたとしても，食べ物や自分のエネルギー必要量にかかわる，これまでにない，より賢明で，間違いなく楽しいやり方が発見できるでしょう。カロリーの値だけを気にするのをやめ，「食べ物のエネルギー」は選択のさまざまな要素のうちの1つだと考えましょう。とくに最初のうちは，そう簡単にできるとは思えないでしょうが，そのうち心配の種ではなくなり，多くの選択肢がどんどん出てくるようになるはずです。

ホッとしたいがために食べている時でさえ，その少量の大好きな食べ物を，全体のカロリー予算に合わせられるかもしれません。それはちょうど，あなたの金銭的予算に合わせて，小さな贅沢品を購入するようなものです。

第12章

················

「選択する力」を鍛える

　ここまで，「内なる知恵」と「外なる知恵」の基礎を積み上げ，苦労しな
がら歩みを進めてきました。ここからは，これまで以上に機能的で柔軟であ
りながら，全体的にバランスのとれた選択をするために，これらを組み合わ
せていきましょう。今，空腹で間食したいと感じているとします。食べたい
のは，コーンチップスとニンジンスティックのどちらでしょうか。クッキー
やアイスクリームでしょうか。レストランで，前菜から始めようとしている
とします。クラブケーキとエビフライ，どちらに惹きつけられますか？　分
けて食べますか，全部食べますか？　お気に入りのファストフード店が特別
メニューを出しています。大きいサイズの特別メニューを選びますか，いつ
も通りのメニューを選びますか？

　どのようにしたら，こういった決断ができるでしょうか。その答えは，
「選択する力」を鍛えることです。本章のプラクティスで，その方法をお示
しします。プラクティスは栄養価が似ている2つの食べ物を選択する練習か
ら始まり，日々直面するいろいろな選択を難易度の高いものへと進めていき
ます。これらのプラクティスには，数週間かそれ以上かけることもできます。
あなたが望むなら，さらに長期間繰り返し行ってもかまいません。いつも探
求心や好奇心，自己受容の気持ちをもって行ってください。

　「選択する力」の鍛錬は，頭の中ですばやく行える，シンプルな2段階の
プロセスです。一瞬立ち止まって，次のようなことを考えてみるだけです。

　私はどの食べ物に惹きつけられているのだろう。本当に食べたいものは何

だろうか？　こうした質問は多くの人に自由をもたらします。なぜならそうした人たちは，長年にわたり自分自身に「何を食べるべきか」「何を食べるべきでないか」と語りかけてきたからです。あるいは，そのように語りかけるかわりに，一番身近にあるものや便利なものをマインドレスに手づかみで食べていたわけです。本章のプラクティスを通して，食べ物に手を伸ばす際に呼吸をし，一歩離れて，「本当にこれを食べたいのか」「何か他のものが食べたいのではないか」「今，最も満足感を得られるものは何だろうか」「どれくらいの量を食べたいだろうか」などと考えられるようになるはずです。

　なぜこの食べ物は私を惹きつけるのだろう。私の決断に影響を及ぼしているものは何だろう？　この質問は，食から得られる喜びすべてを鈍らせがちな，「べき」「べきでない」思考，たとえば「ポテトフライはとても脂っこいので，サラダを頼むべきだ」「友人の手料理が口に合わなかったと思われないように，前にあるものは全部食べるべきだ」「お皿の上の野菜は食べるべきだ，ブロッコリーは嫌いだけれど」などから脱却する助けになります。「なぜ」に対するあなたの答えは，「この食べ物が一番私を惹きつけるから」というシンプルなものかもしれませんし，「自分は本当に空腹で，これを食べたら満足感が得られて数時間は空腹を感じずに済むから，昼以降の重要なプロジェクトに集中することができるだろう」といった，もっと複雑なものかもしれません。あるものを食べたいと思う理由を考えることで，自分自身の「べき」や自動思考に気づくようになるでしょう。それは「いつも食べているから」「この中で一番ヘルシーだから食べるべき」「他のメニューより安いから」「みんなが食べているから」「そこにあるから」などかもしれません。

　そしてもちろん，「外なる知恵」も重要です。食べ物のカロリーはやはり把握したいでしょうし，考慮すべき重要事項としてカロリー予算や体調，人間関係が挙がる場合もあるでしょう。しかし，本当にほしいものは「何」で，それは「なぜ」かについて検討しながら，これらのバランスをとりたいところです。それは単に何かを手に取って食べるのに比べ，ずっと多くの努力を要するように見えるかもしれません。しかし，価値判断をせず，執着することなくマインドフルに選択していくと，そうした努力を要することは減っていくでしょう。このような選択を行うことが心地よく自然に感じられるよう

になり，1日を通しての食事や自分を大事にする楽しみの一部になっていくでしょう。

　本章のプラクティスは，あなたが強迫的な思考から離れ，みずから行動する力をもつ助けとなります。何を食べ，何を食べないかについて，合理的で適切かつ機能的な選択を行うのは，他の誰でもない，あなた自身なのだと気づくでしょう。

　「選択する力」を鍛えると，次のようなことが可能になります。

・好きな食べ物を献立に戻す。いつも食べるべきものはこれ，と決めてしまうのではなく，本当に食べたいものを選ぶ自由を獲得します。
・食べる欲求を低減させ，欲求とのせめぎ合いを鎮める。食べたいものを食べた後には，少量でも強い満足を感じるようになります。本当に食べたかった量を食べているので，おかわりしたい欲求は減ります。
・レストランやビュッフェといった難しい状況を恐れなくなる。本章のプラクティスは賢明な選択をするのに役立ちますので，レストラン（ビュッフェでさえも！）での体験を楽しめるようになり，ずっと少ないカロリー摂取でも満足して帰宅できるようになります。

実践しよう

　最初のプラクティスは，自分自身が選んだ比較的健康によい2つの食べ物から1つを選ぶというシンプルなものです。続くプラクティス2では，やや難しい2つの食べ物，甘いお菓子vs塩辛いお菓子に取り組みます。その後のプラクティスはより複雑で難しくなります。スーパーマーケットやレストラン，ビュッフェといったより日常に近い状況で，食べ物を選びます。プラクティス1と2を今すぐ行い，それほど間を空けずプラクティス3（スーパーマーケット）とプラクティス4（レストランの料理）を行ってください。おそらくあなたは，多くのワークショップ参加者のように，食べ放題のビュッフェに行くことには脅威を感じるはずです。しかしこのプラクティスをする頃には，ビュッフェのテーブルをマインドフルに歩くとこんなに感じ方が違

うものかと気づき，驚くことでしょう。

プラクティス1

２つの健康的な食べ物から選ぶ

このプラクティスを始めるにあたり，空腹すぎず満腹すぎず，この種の軽食をとることの多い時間帯を選びます。それから，栄養価の高い，よく似た２つの食べ物を選びます。たとえばリンゴとオレンジ，セロリスティックとニンジンスティック，シンプルなクラッカーに乗せた２種類のハム，ブラックオリーブとグリーンオリーブ，その他の比較できる健康的な食べ物，といったものです。これまでのプラクティスのように，それぞれ少なくとも４切れ分は用意します（リンゴやオレンジなどはひと口大にスライス・分割します）。何を食べるか，いつ食べるかの計画はその日の早いうちか前日にして，必要なものを準備するとよいでしょう。そうしておくと，その瞬間に何を食べるか決断しやすくなります！

プラクティス：２つの健康的な食べ物から選ぶ
1．別々のお皿に載せたそれぞれの食べ物を目の前に置き，座ります。オープンに選択できるようにしましょう。まだ決めないようにしてください。
2．２〜３回深呼吸をします。ミニ瞑想を行い，空腹感と満腹感の強さを確認して，食べ物それ自体に注意を移します。
3．それぞれの食べ物を観察します。２種類の食べ物のあらゆる側面をじっと観察します。どちらを食べたいですか？　それはなぜでしょう。何を手がかりにして２つの味を比べますか？
4．ゆっくり呼吸をします。今この瞬間には，どちらに魅力を感じますか？
5．選んだお皿を取り，もう片方のお皿を脇にやります。どのように決断したのか，少し振り返ります。
6．選んだ食べ物を観察します。形，大きさ，色を確認します。

7．食べ物を指でつまんで唇に持っていき，目を閉じます。唇に当てるとどのように感じられますか？　香りはどうですか？

8．口に入れ，ゆっくりと噛みます。どのような味がしますか？　1〜10点の「味の満足感」メーターで，味や喜び・満足度はどこまで上がりますか？

9．ひと口ごとにその香り，質感，味に気づきを向け，喜び・満足度を「味の満足感」メーター上でずっと測りながら，食べ続けます。このプロセスはなるべく楽しんで行います。お皿の上の食べ物がなくなるまで，もしくはこれ以上食べたくないと思うまで，食べ続けます。この体験の中で生じる驚きすべてに気づいてください。もしかしたら，最初の選択に対する後悔も感じるかもしれません。

10．身体で感じる変化に気づきましょう。少し時間をとって，空腹感と満腹感を測ります。

11．最初に選ばなかった，もう片方の栄養価の高い食べ物を食べることを考えます。それをよく観察します。香りをかいでみます。先に食べたものと似ている点と異なる点を確認します。本当に食べてみたいですか？　もしそうなら理由は？　では，ひと口食べてください。そうでなかったらお皿に戻しましょう。

12．ひと口食べてみたら，味の微妙な違いに気づいてください。ひと口，またひと口と，この2番目の食べ物をマインドフルに楽しみ，それ以上食べることに興味がなくなるか，お皿の食べ物がなくなるまで続けます。

13．自分がした選択や，食べたものに感謝する時間を，ひと時もちます。胃のあたりに手を当てます。空腹感や満腹感を，ここでもう一度感じてみます。満足度を確認し，同時にネガティブな思考や価値判断，おそらく体験したであろう驚きについても確認します。

プラクティス1の振り返り

このプラクティスでは，「選択する力」に加え，多くのことを練習しました。また，空腹感，満腹感，味に対して，マインドフルであろうと努めました。とてもシンプルな食べ物で練習したとはいえ，あなたは「選択する力」

について理解し，鍛え始めたのです。

　このプラクティスで学んだことをじっくりと振り返りましょう。それは食事に関する自由を実感するのに，どのように役立つでしょうか。一番たやすく意識していられたのはどういった面でしたか？　最も難しかったのは？空腹感や満腹感は，大きくは変化しなかったかもしれませんが，問題ありません。「この食べ物はヘルシーで，カロリーはカウントされない」と考えて，食べ続けたい衝動は感じましたか？　カロリーが少ない食べ物だからとニンジンスティックをひと袋全部食べてもカロリー負荷は大して生じないでしょうが，強迫的な食パターンは強化されます。何を食べ，何を食べないかの決断をどうやって下しましたか？　このプラクティスは，普段あなたが食べるものの選択を行う方法と何か違っていましたか？　食べ続けたい衝動を感じましたか？　このプラクティスは難しかったですか？　何か驚きはありましたか？

プラクティス2

　甘いお菓子と塩辛いお菓子から選択する

　このプラクティスは，プラクティス1で学んだことを1つ上のレベルに上げます。今度は，比較的似た性質の2つの健康的な食べ物の間の選択をふまえ，やや健康的でない2つの食べ物を使って，「選択する力」を鍛えましょう。それらは，「食べるべきでない」といつも自分に言い聞かせてきたような食べ物です。

　もう一度，いつも軽食をとる時間や，少し空腹を感じるがひどく空腹ではない時間を見つけ，練習を行ってください。あなたの好きな甘いお菓子（クッキーなど）と好きな塩辛いお菓子（ポテトチップスやクラッカーなど）を選び，今回は双方の食べ物を，3つや4つではなく，食べたいと思う量よりも多めに用意してください。私たちのワークショップでは，ローナドゥーンのクッキーとフリトスのコーンチップスを使いました。外見が選択に影響する可能性を考慮し，色が似ていて，どちらも味が比較的シンプルだという理由からです。

プラクティス：甘いお菓子・塩辛いお菓子から選択する方法

お菓子を別々のお皿に盛り，隣合わせに置いてください。それから次のようにしてください。

1. 椅子に座り，ミニ瞑想をします。初めは呼吸と空腹感・満腹感の強さにマインドフルになり，それから目の前の食べ物をよく見てください。

2. 2つのうちどちらを先に食べるか決めます。どちらのお菓子が今この瞬間にあなたに訴えかけてくるでしょうか？　それはどうすればわかるでしょうか。選んだ食べ物に完全に集中するため，もう一方のお皿を端にやります。

3. 選んだ食べ物のすべての側面を観察します。形や色を確認します。

4. 指でつまんで唇に持っていき，目を閉じます。唇に当てるとどのように感じられますか？　香りはどうですか？

5. 少しかじります。口の中のどこで食べ物を感じているのか，どれくらいその感じを楽しんでいるのかに気づきながら，ゆっくりと噛みます。「味の満足感」メーター上では，このお菓子の満足度はどれくらいですか？

6. ひと口ごとの香り，質感，味，喜び・満足感にも気づきながら，選んだものを食べ続けてください。その食べ物をできる限り楽しみ，喜びを感じられるうちは飲み込む衝動を我慢してください。

7. 次のひと口を食べたいと思わなくなったら，もしくは目の前の食べ物を平らげたら，食べるのをやめます。

8. 確認しましょう。再度，空腹感と満腹感の強さを測ります。

9. 最初に選ばなかった，もう1つの食べ物を食べることを検討します。観察してください。形や色に気づいてください。香りをかぎ，唇で質感を感じながら，かじることはしません。この食べ物は，先に食べたものとどんな点が異なりますか？　似ているのはどの点ですか？　食べたいですか？　だとすると，それはなぜ？

10. もし食べたいなら，ひと口かじってゆっくり噛みます。その味に気づき，また噛むごとにそれがどう変わるかに気持ちを向けます。もし望むならさらにかじり，目の前に置いたお菓子が全部なくなったり，食べ

物を楽しめなくなったらやめましょう。

11. 自分の選択や食べたものに感謝する時間を，ひと時もちます。

12. 胃のあたりに手を当てます。空腹感や満腹感，そして満足感をここで感じてください。おそらく体験したであろうネガティブな思考や価値判断についても同じです。

プラクティス 2 の振り返り

どうやって選択をしましたか？ 何か驚いたことはありましたか？ 食べ続けたい衝動を感じましたか？ もし感じたなら，それはなぜでしょう？ このプラクティスは，いつもの同じようなお菓子を食べる時の食べ方と，どの点で異なっていましたか？ よかったら，実際にとった食べ物のエネルギー（カロリー）と，加工食品ならおそらく記載してある原材料を確認してみましょう。驚くかもしれません。たとえば，私たちがワークショップで使用した 2 つのお菓子のうち，フリトスのコーンチップスは 1 枚たった 5 カロリーで，原材料はコーン，コーン油，食塩の 3 つです。ローナ・ドゥーンのクッキーは 1 枚35カロリーで，たくさんの原材料からできています。

マインドフルに選択するようになればなるほど，判断力が研ぎ澄まされていくのがわかるでしょう。自分が本当に好きな種類のクッキーやポテトチップスを選ぶようになり，「選択する力」を鍛えることで，お店でお菓子を買う時もパーティーでお菓子を手に取る時も，罪悪感ではなく真の喜びをもって選んだ食べ物を味わえることに気がつくはずです。

. . . .

ＦＡＱ 私自身がやめようとしている不健康な食行動を子どもたちが受け継がないようにするためには，どうすればよいでしょうか。

この食べ方の長所は，家族全員と共有できることです。もちろん子どもたちとも。本章までにあなたは，自分の「内なる子ども」の声にマインドフルに耳を傾けてきました。今やあなたは，子どもたちが健全な空腹感，満腹感，満足感や喜びを感じながら育っていくための工夫ができるのです。自分が何を食べるか選ん

でいる時，次のように言ってみましょう。「リンゴが食べたいのかしら。それとも，やっぱりバナナかしら」「本当に今，温かいプレッツェルを食べたいのかな。それとも後でお腹が空いてから食べたほうがもっと美味しく食べられそうかな」。デザートを食べている時には，次のように言ってもよいかもしれません。「おお，3口がベストだね。これ以上はあまり味がわからないな。後は甘すぎるだけかも」。食事中にはフォークを置いて，お皿を遠ざけながらコメントするのです。「お腹いっぱいになったみたい。これで十分！」。バランスのとれた選択の手本を示すとともに，子どもたちに「今，本当にお腹が空いているの？　それとも目にしたから食べたくなっただけ？」とか，「パイを後にとっておきましょう。そしたらもっと美味しく食べられるよ」などと伝えることで，優しくマインドフルネスに導くことができます。

プラクティス3

スーパーマーケットでの「選択する力」を鍛える

　私たちの多くは，お店で何も考えずに，いつものように同じ食べ物を自動的に買っています。注意深い選択をする時は，その選択はしばしば予算に基づいています。売り出し中だとか，クーポンを持っているといった理由で品物を買うのです。「もっとほしいのは，これらのうちどれだろう？　一番美味しそうなのはどれだろう？　私が最も楽しめる可能性があるのはどれだろう？」などと，ゆっくり問うことはしないでしょう。

　しかし，このような簡単な問いかけをすることで，もっと高いものを買うことになっても，お金を"節約"することができるのです。クーポンがあるから，売り出し中だからという理由で買った経験がこれまで何回あるでしょうか。結局は食べずに，何ヵ月も戸棚にしまいっぱなしにするだけのために。そんなものを食べたとしても，楽しみを得るなんてことがあるはずがありません。それでは本当の節約にはならないのです。

　同じように，本当にほしいものは何かと考える時間をとれば，これまで見てきたような理由から，食べなくても済むようになります。つまり，本当に

好きなものを食べれば，より満足して食事を終えるでしょうし，他の食べ物を取ろうと手を伸ばすことも少なくなるでしょう。

　もちろん，自動的に買い物をする場合，その理由は1つです。選択肢の数には圧倒されるかもしれません。シリアル売り場だけでもたくさんの選択肢があります。お店の1つひとつの通路で，自分がほしいものをじっくり考えていたら，1日中そこにいることになるでしょう。

　それがこのプラクティスを行う理由です。あなたが頻繁に買うものに，マインドフルな気づきを向けるというプラクティスです。それはシリアルかもしれません。冷凍食材やリンゴ，チーズかもしれません。食べ物のカテゴリーを選び，いつも買う食べ物のかわりに，あらゆる選択肢を考え，何が最も美味しそうか，そして，どうしてそうなのか考えてみてください。

　あなたの冒険的試みを実験として考えてみましょう。それはワインのテイスティングと同じです。ワイン愛好家がテイスティングをする時，彼らはあるワインと恋に落ち，他のワインのことは気にとめません。彼らは，よいワインを選ぶ際に，正確さのテストではなく，新しいワインを発見する楽しい方法としてテイスティングを捉えています。食料品店での実験について，同じような考え方を育ててみましょう。

　プラクティス：お店で「選択する力」を鍛える
1．毎週の実験の予算を設定します。マインドフルな実験にどれくらいのお金をかけるかはあなた次第です。5ドルか10ドル，または20ドルかもしれません。毎週，この金額を新しい食べ物の発見に使ってよいことにします。
2．予算内で，1種類の食べ物をお試しで購入してみます。1週間リンゴで試すなら，いくつかの種類のリンゴを買います。あるいは，デリカウンター（加工肉食品，チーズ，惣菜などを扱う陳列販売コーナー）なら，異なる種類のチーズやランチミートのサンプル——ほんの1〜2スライス——を試食できるか聞いてみてください。
3．サンプルを家に持ち帰り，自分が一番楽しめるものがどれか試してみましょう。その際，これまでに学んだスキルをすべて用いてください。

4．時間をかけて他の食べ物でも試してみましょう。青果コーナーから始
　めたのなら，次はデリカウンター，パスタの棚，冷凍野菜で練習してみ
　ましょう。

プラクティス3の振り返り

　お店のいろいろな食品売り場で試してみましょう。試したことを嬉しく感
じるはずです。時々つまらないものを購入してしまうかもしれませんが，多
くの初めての食品，品種，ブランドを発見することでしょう。なかには，と
ても美味しく少ない量で満足できるので，お金とカロリーを節約できるもの
もあるかもしれません。たとえば，ワークショップ参加者の中には，高価な
チーズの強烈な味にとても満足を覚え，安くて風味の少ないものほど食べず
に済む，と話した人もいました。デザートやスナックでも同じです。時間を
かけて見つけ，自分が一番好きなものを選べば，袋や箱ごと食べる可能性は
ほとんどありません。

　同様に，食品の中には，購入できないほど高くはないものがあることに気
づくでしょう。収入が少なく，新鮮な果物や野菜を買う余裕がないという人
もたくさんいます。しかし，青果コーナーで20ドルを使う実験を勧めてみ
ると，「その金額でどれくらい買えるのかわからなかったけれど，家族にファ
ストフードを買う金額で，約1週間分の果物を買うことができた」と参加
者がしばしば報告してくれます。結局，彼らはそれで健康的で幸せな気分を
味わえたのです。

プラクティス4

レストランで食べ物を選択しよう

　さあ，多くの選択肢があるレストランで食べることで，「選択する力」を
さらに強化してみましょう。このプラクティスにレストランのスタイルは関
係ありません。ファストフード店，カジュアルな店，高級料理店（大きな量
を出すところが好ましいです）でもかまいません。多くの人々が外食を恐れる
のは，レストランの料理は「カロリーが高すぎる！　脂肪と塩が多すぎる！

分量が多すぎるので，ついつい過食してしまう！」と，従っているダイエット法に忠告されているからです。

　しかし，外食への挑戦はまだ難しいとしても，必ずしもそうとは限りません。「選択する力」を身につければ，食べたいメニューを選べるようになり，食べたい量だけ食べたら，食べるのをやめることができるようになるのです。

プラクティス：レストランで「選択する力」を鍛える

レストランにいる時に，次のことを試してみましょう。

1. 注文したいものを考えてみましょう（レストランにオンラインメニューがある場合は，このステップを自宅で行うことができます）。食べたいのはどんなメニューで，それはなぜでしょう？　それは本当に食べたいものでしょうか？　それとも単なる食事でしょうか？　後者の場合は，もっと食べたいものが何かを考えてみます。たとえば，少しお金を節約し，必要量よりずっとカロリーの高い食事（スペシャルフライドフィッシュなど）を注文するか，本当に食べたいもののためにもう少しお金を出すか。この選択をマインドフルに考えると，白か黒かのような二者択一ではないことがわかるでしょう。本当に食べたいものを注文し，かつお金を節約し，かつ量を少なめで済ます方法はあるのでしょうか？

　　たとえば，ワークショップ参加者の中には，ファストフード店で，特大サイズハンバーガーに加え，フライドポテトとソフトドリンクを特大サイズにするような，マインドレスな注文をしょっちゅうする人がいました。しかし彼女は，あらためてマインドフルになって注文した時，本当にほしかったのは，もっと小さなハンバーガーや，Ｓサイズのフライドポテト，1杯の水であることに気づいたのです。彼女が支払う金額は減り，罪悪感や不快感を抱くことなく食事を楽しみ，摂取カロリーは約1000カロリー少なくなりました。彼女は，そうした時でも，ハンバーガーやフライドポテトを一部残すようになりました。翌年にかけて，彼女は体重を23kg以上減らすことに成功しました。

　　レストランで食べ物を注文する場合は，前菜かサラダのどちらか一方にするか，どちらもなしに食事を始めることを考えてみましょう。チキ

ン，魚，赤身肉，パスタを食べたい気分でしょうか？ つけあわせのパンは本当にほしいでしょうか？ ウェイターが目の前に置いたものを本当に全部食べたいでしょうか？ 3分の1か半分しか食べずにおいて食事を楽しみ，残りを家に持ち帰ることもできるでしょう。

2．選択を実行する時は，ここまでで学んできたスキルを用いましょう。空腹の程度はどうでしょう。自分が必要とし，食べたい食事の量はどのくらいか考えてみましょう。最後の食事からどれくらい時間が経っていますか？ 次の食事までどのくらいの時間がありますか？ 軽い食事で本当に十分な時には，ウェイターにお勧めのスープを尋ねてもよいかもしれません。副菜のサラダを追加して，デザートをシェアするものよいでしょう。

3．食事にミニ瞑想（目を開いてOK！）を組み込んでみましょう。あらためて落ち着き，マインドフルになるため，1〜2回の呼吸への気づきを利用してみましょう。

4．食事がきたら，引き続き自分の「選択する力」を訓練しましょう。あなたはどのくらい食べたいのでしょう？ メインディッシュを含め，出されたすべてのものを食べますか？ 後で楽しむためにそれを家に持ち帰りますか？

5．2〜3口を食べます。ゆっくり食べることを忘れないようにしましょう。次に，もう一度自分の「選択する力」を確かめ，目の前の食べ物をどれだけ楽しんでいるか確認してみましょう。食べる時に，「味の満足感」メーターを確認し，ひと口ごとに味わってください。その後，食べ続けたいのか，その食べ物はやめて次にいきたいのか，じっくりと考えます。

6．食べ続けながら，空腹感，胃の満腹感，身体全体の充足感を一定の間隔で確認しましょう。デザートのための別腹をとっておきたいでしょうか？ 「十分足りている」とわかるのは，どの時点でのことでしょう？

7．「選択する力」を引き続き鍛えます。最後に楽しめるひと口まで続けましょう。

プラクティス4の振り返り

　このプラクティスから何が得られたでしょう？　外食している間に，それが将来の選択にどのように役立つのかを考えてみてください。本当は食べたくないものを，そのまま食べ続けたいと思いましたか？　なぜそうなのか，またそうではないのか？　何を注文するのか，何を食べるのか，何を食べないのか，どうやって決めましたか？　このプラクティスは，普段レストランで食べるのととのように違いましたか？　難しかったですか？　何に驚いたでしょう？

プラクティス5

ビュッフェでは量より質で選ぶこと

　多くの人はビュッフェを恐れています。なぜなら，そのような場所に近寄らないようにと，頻繁に警告されてきたからです。食べ物はひどいものだとか，食べるのをやめられなくなると忠告されてきました。栄養価の高い食べ物だけにして，絶対おかわりに戻らない「大変優秀」な食べ方で，なんとかビュッフェを利用できるようになった人たちもいます。そうした人たちは，一緒に行った人が何度もビュッフェの列に戻って食べ物を取ってくるのを悲しそうに眺めています。

　私たちは，しょっちゅうこのような状況に直面します。それはたくさんの選択肢があるサラダバーかもしれません。地域や家族での持ち寄りの食事会，クルーズ船やホテルのビュッフェ式朝食かもしれません。リトリートセンター（リフレッシュできるよう非日常的な場所に設けられた施設）の場合もあるでしょう。決めることは，私たち自身に委ねられています。つまり，何を取るのか，何を残すか，どのように選ぶのか，おかわりに戻るのか，といったことです。

　私がこうしたアプローチで指導していた初期のクライアントは，年配の未亡人で，クルーズ旅行を楽しんでいました。彼女は大変な肥満で（130kg以上），心臓専門医からは，心臓の状態を考えると今後のクルーズ旅行は危険すぎると言われていました。しかし，彼女はすでに次のクルーズの支払いを

済ませていたのです。私たちは，空腹感と満腹感に注意深く意識を集中し，マインドフルに選ぶことに取りかかりました。彼女は，ビュッフェはそれを実践する機会と捉えて，「食べられるものは全部食べる」から，「非常に注意深く味にこだわる」へと考え方を変えました。彼女は上機嫌で帰ってきたのです。クルーズ中に体重が増えるところか（いつもはそうだったのですが），数kg体重が減り，血圧は正常に近くなっていました。1年後，彼女は40kg以上減量し，クルーズ旅行を続けていました。

このように，自分の「選択する力」を認識していれば，ビュッフェに出かけたり，何でも食べ放題のところに行って，最善のものを選び，どの味も楽しんで，勝利を得た気分で，エネルギッシュに楽しい満足感を得て戻ってくることができるのです。しかも，不快になるまでガツガツ食べるのではありません。量ではなく，質の高いものを再び選ぶのです。それは，多くの食べ物の中から少量を選び，本当に食べたいものだけをもっと食べる特別な機会となります。そうして，本当に好きなもの，それほど好きでもないものを，実験を通じて見つけることができます。

このプラクティスは，あなたにその方法を教えるものです。

プラクティス：ビュッフェで「選択する力」を鍛える

ビュッフェレストランを1つ選んで行ってみましょう。カジュアルなところでも，近くのホテルの日曜限定のおしゃれなところでも，街中の中華料理やインド料理のビュッフェでもかまいません。最初にやることは，一人で気兼ねなく行けるビュッフェを選んで，食べ物を選択し黙って食べることで，自分の気づきに注意を集中し，楽しむようにすることです。

前のプラクティス同様，日時の選択は現実的に考えてください。普段よりも量の多い食事になる可能性があることを考慮しましょう。

このプラクティスは，5つの中核的要素から成り立っています。出されたもの全部を調べること，マインドフルに少量試食すること，おかわりをよしとすること，お皿に食べ物を残すようにすること，そして，楽しむことです！　以上のことをカードにメモして，ビュッフェに持っていくのも一考です。

ビュッフェでは，次のことを練習してください。

1．ビュッフェの中をゆっくり歩き回り，出されている食べ物を全部調べる。あなたを惹きつけるものは何ですか？　一番楽しめそうなものはどれでしょう？　どうしてそう感じたのですか？　支払った金額に見合うというだけで，もっとたくさん食べたいと思っていないかに注意を払ってください。食事している間，そうした考えが繰り返し出てこないか注意しましょう。

2．おかわりを取りにいくことを考えながら，食べたいものを決めてください。おかわりを取りにいくのは怖いことのように思えるかもしれませんが，実は，力とコントロールを取り戻してくれます。手始めに，ベストの中のベストに思えるもの——一番惹きつけられる食べ物を自由に取ってみましょう。初めは少量（おそらく3口相当）取って，そう食べたくなかった食べ物はお皿と一緒に下げてもらい，一番美味しかったものをおかわりしにいくのもよいでしょう。惹きつけられるものを少しずつ，全部味見するまで，3回か4回おかわりを取りにいきしょう（デザートの選択は，後のために取っておきましょう。ただし，デザートのための余裕をどれくらい残しておくか決めるために，とりあえずそれらを見ておいてもよいかもしれません）。

3．フライドポテトのような，太りやすいと考えている食べ物がほしくてたまらないにもかかわらず，自分がそれを避けていることに気がついているかどうかに注意してください。そして現在，とくに食べたくないのに，ただカロリーが低いという理由から，ヘルシーな食べ物をお皿に取っていないかにも注意しましょう。本当は食べたいと思わないのなら，取らずにおきましょう。一方で，本当に何としてでもほしいのならば，お皿にいくつか取りましょう。

4．選択したら席につき，ここまで学習してきたマインドフルネスの技法をすべて用いて，取ってきたものを試食してください。空腹感，味，楽しさにマインドフルに注意を向けましょう。試食する時，次の質問について考えてみてください。とても美味しそうに見えたけれど期待外れだったものはないか？　予想よりもよかったものはあるか？

5．食べている時に，空腹感，満腹感，身体全体の充足感のレベルを慎重に確認します。ビュッフェに挑戦する時は，身体からのメッセージをマインドフルに認識することを忘れないようにしてください。

6．そのひと口を食べ終えたら（あるいは見た目ほど美味しくなかったら），もう食べ続けたくないと思ったものは食べるのをやめましょう。

7．最高だと思ったものは何でも取りに戻りましょう。たぶん，他のものも少し食べるでしょうが，今回はいくらかお皿に残すつもりでいましょう。そうすることで，より多くの食べ物を選び，十分と感じたらやめる自由が得られます。

8．食べている時に，これ以上食べたくないものとまだ食べたいものを注意深く選択しましょう。そして当然ながら，空腹感と味の満足感の確認を続け，食べ続ける時は満腹感の程度を確認します。おかわりをしたければ，もう一度戻ってもかまいません。

9．このプロセスをデザートでも繰り返しましょう。あなたがそれを望むなら，ですが。

プラクティス5の振り返り

あなたはどのようにその選択をしましたか？　その選択をどのように感じましたか？　たくさんの選択肢がある似たような状況の中でより満足感を得るために，今度はどんなことができるでしょうか？　空腹感や味，満腹感，身体全体の充足感，そして楽しさへの気づきはどのようなものでしたか？このビュッフェでのプラクティスの前は，ワークショップ参加者のほぼ全員がとても神経質になります。しかし，その後は，みなが大きな達成感と興奮を経験します。この新しい知恵は，ディナーパーティーでよりよい選択をするのにどのように役立つでしょうか？　持ち寄り料理の食事会ではどうでしょう？　あなたの人生に何を取り戻すことができるでしょうか？　たとえば，たいていビュッフェスタイルの食事が出るからと恐れていたクルーズ旅行に，友だちと参加できるかもしれませんね。

次に進みましょう

　本章では難しい挑戦を課しましたが，そうした経験だけで自分の限界を決めつけてはいけません。できるだけ「選択する力」を練習し，鍛え続けましょう。そうすると，あなたの気づきは増えていくはずです。時には静かなところで，時には友人と一緒に食事をしてみましょう。こうした環境の違いは，あなたの選択にどのように影響しますか？　異なる食べ物，環境，空腹のレベル，食べ物の量で実験を続けましょう。

　食事の冒険の後で，毎回，どのように食べたかを考えましょう。空腹感や味の満足感，美味しさ，身体全体の充足感，楽しさへの気づきはどのようなものでしたか？　あなたはどのように選択の仕方を決めましたか？　それらの選択をどのように感じましたか？　たくさんの選択が可能な似たような状況の中で，より満足を感じるために，この先，他にどんなことができそうですか？

　時間とともに，あなたの「選択する力」がより早く確実に自分のものとなり，力強くなることに気づくでしょう。

　あなたは，美味しそうな食べ物を眺めて，「あれが食べたい，でも今すぐにはいらない」と感じる段階に到達するかもしれません。この認識は，自宅や懇親会，ディナーパーティー，レストランなど，多くの場所で当てはまるはずです。「選択する力」を鍛えることで，一番食べたいご馳走だけでなく，食べる時と場所，食べる量を選ぶこともできるようになるはずです。

第13章

....

感情とのバランスをとる食べ方

　感情的な理由で食べることは，多くの場合，バランスの悪い食べ方の原因
と見なされています。今ではあなたは，それが部分的にしか正しくないこと
を理解しているでしょう。しかし，感情とのバランスをとる食べ方をマイン
ドフルに管理するのは非常に難しい場合があります。

　本章では，プラクティスを通して，あなた特有のストレスで食べるパター
ンや，それがどのようにして過食の連鎖反応を引き起こすのか，気晴らしの
ための食べ方がどのようにしてバランスのとれた食べ方に変わり得るのか，
他の対処法を探すのはいつがよいのかといったことの理解を深めていきます。

　本章のプラクティスをどのくらい早く進めるかは，感情とのバランスをと
る食べ方をしている時，あなたがどの程度バランスを失っているという感覚
を抱くかによって大きく異なります。第2章で説明したように，ほとんどの
人はその時々の感情に反応して食べますが，なかには感情というトリガーに
圧倒されてしまう人たちがいます。実際のところ，喜びや悲しみとともに食
べることは，成功を祝ったり，死や喪失の痛みを和らげたりするための，バ
ランスのとれた健康的な方法でもあります。慰めとして，心を鎮めるため，
嫌なことを忘れるために食べるのは自然なことです。自分はスリムで，ハッ
ピーで，バランスのとれた食事をしていると自覚している人たちでさえ，よ
くそうしています。そうして，さらに別のやり方でも対処しながら進んでい
くのです。

　ですから，身体的に空腹だというだけの理由で，あなたに食べてほしいの

ではありません。それは非現実的ですし，必要でもありません。むしろ，本章のプラクティスを終えた後に，食べ物でお祝いや気晴らしをしたり，自分自身にご褒美を与えたり，不安や怒りに対処したりできるようになってほしいと思います。その時，あなたが「コントロールできない」という感覚を抱くことなく，そうしたことができると実感し，バランスのとれた食べ方を手に入れることが私の望みなのです。このバランスを見つけるには，数週間以上の時間をかけ，馴染んだと感じるまで何度も何度もやり直す必要があります。すでにかなりバランスのとれたやり方ができていれば，一度だけで済むかもしれません。

　さまざまな状況で，感情に反応して食べるのがよいのか，感情を乗りこなすのがよいのか，食事のかわりに友人に愚痴を言うのがよいのか，読書や散歩をしたりするのがよいのかといった判断をどのように行うかを，このプラクティスで学んでいきます。感情とのバランスをとる食べ方をうまくできるかという問題とは別に，原因となっている感情の問題に対処するには，より多くの援助が必要だということがわかるかもしれません。

　あなたは，感情的飢餓感からではなく食べることを決め，マインドフルに食べるものを選ぶことができます。食べ過ぎることなく，罪悪感，弱さ，無価値感を抱くこともなく，これを行うことができます。

　マインドフルに食べること，それは，あなたの今の食べ方とはまったく異なるかもしれません。感情と食べ方に関してどんなにバランスがとれていないと感じていたとしても，本章のプラクティスは役に立ちます。

感情に気づくことの利点

本章のプラクティスは，以下のことを目指しています。

感情と本当の空腹感をより区別できるようになる方法を身につける。不安などの感情は，空腹感と非常に似ていて，違いを見分けるのが難しい場合があります。マインドフルな気づきがあれば，違いを区別することはもっと容易になります。

食べるか食べないかを自由に選ぶ体験をする。感情とのバランスをとるために食べることには，多くの場合，パターンがあります。否定的な感情（怒り，悲しみ，孤独，罪悪感）が生じると，私たちは自分をなだめ，慰め，問題を考えるのを避けるために，冷蔵庫に向かいます。プラクティスを通して，一時停止ボタンを押せるようになり，食べることが否定的な感情を処理する多くの選択肢の1つにすぎないことを理解できるようになります。

感情とのバランスをとる食べ方によって，実際にホッとできるようになる。自分を慰めるために食べる時には，「私はどうしようもない人間だ。冷蔵庫でまたやってしまったなんて，信じられない」と動揺するのではなく，実際に食べてホッとできるようにしてください。満足できる量を食べ，「気分がすっきりした。この問題を処理して，前に進める」と考えられるようになります。

衝動の波に乗ることを学ぶ。渇望の感覚を価値判断せずマインドフルに観察することで，波が頭の上で砕け散るのではなく，波がおさまるまで乗りこなすことができるはずです。経験を積んでいくと，ずっと大きな波——渇望を，乗り越えることができます！

「またやってしまった」という悪循環を断ち切る。先述の通り，「またやってしまった」という悪循環は次のようなものです。何か食べて，罪悪感や不快感さえも抱きます。そうすると，もっと食べてしまい，さらに強い罪悪感が生じます。そして，「またやってしまった。続けたほうがましだ」と思うのです。本章のプラクティスでは，どの時点でもこの悪循環を中断できるようになる方法を学びます。

トリガーとしての感情に対する気づきを増やす。食べたい衝動は，感情的苦痛——怒り，不安，抑うつ——が背後にあることを認識するための窓かもしれません。こうしたトリガーは，専門のセラピストに相談する必要があることを示している場合もあります。あるいは，従来の対処法としての「食べること」をやめ，それに代わる対処法を見つけられるかもしれません。その両方が必要な場合もあります。

実践しよう

　感情と食べることの関係をよく理解するため，プラクティス1をしっかりと行うことが大切です。プラクティス1に自信がもてたら，プラクティス2，プラクティス3の順で進めましょう。この2つは同時に行ってもかまいません。プラクティス4の前に，他の対処法についての自信を培うために，最初の3つのプラクティスに十分な時間をかけてください。

プラクティス1

連鎖を特定する：いろいろな食べるパターンと感情

　このプラクティスを行う際には，「自分はダメだ」とレッテルを貼るような，心の中の批判的なスイッチを切りましょう。そのかわり，食べる選択とパターンに感情がどのような役割を果たしているかに気づけるよう，探検のつもりでこのプラクティスを行いましょう。このプラクティスの焦点は，あり得る種々のパターンをただ調べることで，それを変えようとすることではありません。

プラクティス：感情と食べるパターンの間の連鎖を特定する

　1～2週間かけて，感情に対処しようとして食べてしまう場合を5～10回ほど見つけるのを目標にします。

1．怒り，抑うつ，退屈，不安などの感情に気づいたら，自分がどのように対処するか，どうしたら安心するかに注意を払ってみましょう。最初の衝動は，食べ物に手を伸ばすことでしょうか？　そうならば，どんな食べ物で，どのくらいの量でしょうか？

2．同様に，本当は空腹でないのに食べてしまうことに気がついた時，感情のトリガーのせいでキッチン，カフェ，自動販売機に行ってしまったかどうかを確認してください。社交の場でのプレッシャー，休憩，テレビ広告など，まったく異なる理由だったかもしれませんが，自分の体験

にマインドフルに気づきを向けてください。どんな感じですか？　不安？　怒っている？　抑うつ気分を感じますか？

3．パターンを特定できたら，特定の食べ物が特定の感情と関連していないか考えてみます。あるクライアントの女性は，空腹とまったく関係なしに夜遅くに食べてしまうのは，怒りのせいであったことに気がつきました。あなたにもそうしたことがあるかもしれません。彼女は，いつもチョコレートを食べたがっていました。

4．これらのトリガーを調べるために，感情のトリガーを経験した時と食べたもの，その結果どうなったかを書き留めましょう。食べて気分はよくなったでしょうか，悪くなったでしょうか？　少しだけ食べて，次の行動に移れましたか？　少しだけ食べるはずだったのに，結局たくさん食べてしまいましたか？　大好きなものを食べましたか？　それほど美味しくもないものを食べてしまいましたか？　その答えは，知恵と理解を培うのに役立つでしょう。

　これらのパターンを書き留めたいと思ったら，やってみてください。日記形式でも，211ページのようなシンプルな形式でもよいでしょう。

プラクティス1の振り返り

　驚くような気づきはありましたか？　何に気がついたでしょう？　すべての感情が食べ物と関連しているわけではなく，バランスの悪い食べ方と感情が必ずしも関連しているわけでもありません。本書を通して，食べることと食べるきっかけとの間には，実際に幅があることがよく理解できたと思います。ただし，感情が食行動と関係する場合には，それに気づき，感情を同定することが必ず役に立ちます。また，特定の感情だけが食べる欲求と関連していても，その感情はそれほど極端なものではないことに気づくかもしれません。それが中程度の不安やフラストレーションであれば，すぐ他のストレス対処法を探すことができますし，感情の波を乗りこなすこともできます（次のプラクティスを参考にしてください）。あるいは，食べ物の喜びや心地よさを（過食を誘発することなく）ただ受容し，その後で，問題対処のための別

の方法を探すこともできます。また，特定の食べ物（多くは甘いもの）に渇望を感じるのは，深刻な問題が自分を苦しめ続けており，その問題を解決するのに助けが必要であるというシグナルだと気づくかもしれません。

・・

感情とのバランスをとる食べ方を理解する

種々の感情と食のパターンについての記録をつける際には，あるクライアントが書いた以下のような簡単な表を作成するとよいでしょう。彼女は，自分の「食べたい欲求」を1～10点のスケールで評価しました。このやり方を真似てもよいですし，単に認識しメモを書き留めて，パターンを記録してもよいでしょう。

日時	状況	気持ち，感情	食べたい欲求（1-10）と食べ物の種類	何かを食べた，または他の選択をした
金曜，午後2時	仕事中	イライラ	4　ポリポリするスナック	自動販売機でポテトチップスを購入
金曜，午後9時	自宅，テレビを観ている時	息子に腹が立つ	8　アイスクリーム	2つ食べてやめた
月曜，午前10時	仕事中	プロジェクトのことが心配	5　休憩室でドーナツ	ドーナツを見て，ミニ瞑想をし，to doリストを作成した

プラクティス2

衝動の波を乗りこなす

　最初のプラクティスでは自分の食べるパターンを調べ，それらを変えることには焦点を当てませんでした。このプラクティスでは，感情のトリガーと，それによる最初のひと口の間にひと呼吸を置くことで，ステップを前に進めます。

　いろいろな強い感情や渇望は，すぐに対応しなければならない恐ろしいものに感じられることがあります。しかし，それらは強い内的体験の1つにすぎませんし，多くのクライアントが気づいたように，知恵の入り口であることがしばしばです。強い感情や渇望にただちに反応せず，しばらくそのままにしておけば，それらがもつ本当のメッセージに耳を傾ける術を獲得できるでしょう。

プラクティス：衝動の波を乗りこなす

　強い感情や食べたい衝動を感じた時はいつも，このプラクティスに取り組みましょう。とくに身体的に空腹でない時がよいでしょう。

1. ひと呼吸を置きます。数回呼吸しながら，意識を集中します。強い感情はそのままにしておきましょう。観察してください。それはどんな感じですか？　身体のどこで感じますか？　強さはどうですか？　心をよぎるいろいろな考えに注意してください。それらに耳を傾けて，しかし反応はしないでください。

2. その感情を感じていると，食べ物がどれくらい強くあなたに呼びかけてくるかに気づきましょう。食べ物に強く惹きつけられているように感じるならば，それは身体のどこで感じますか？　どのくらいの強さですか？　どんな食べ物を渇望していますか？

3. どんな感情も，批判したり判断したりしないようにします。ただ注意を払いましょう。反応せず，観察するようにしましょう。これは，いろいろな思いや考え，気持ちや感情，欲望などすべてに対して批判的にならず，注意を払う練習です。食べたいという衝動が消えるまでマインド

フルに観察できるかどうか確認してください。その感情がとても強くてそのままにしておくことが難しい場合は、その感情に注目している間、あまり気が散らないこと、たとえば家事のような別のことを同時にやるのもよいでしょう。しかし、さらに望ましいのは、そうした強い感情をただそっとしておき、弱まるのを見守る力を育てることです。ただ観察することで、あなたの気づきと、反応せずに感情の波を乗りこなす能力を高めることができます。近年の神経科学は、そのような力がこうした感情の強さを和らげることを示唆しています。

プラクティス2の振り返り

衝動の波を乗りこなすのに慣れてくると、食べたいという衝動を、マインドフルに認識するためのシグナルとして使えるようになるでしょう。ポテトチップスに手を伸ばそうとしている時、「今ここで何が起こっているのだろう」と考える自分に気がつくでしょう。同僚との議論でムシャクシャしていることに気づく瞬間になるかもしれません。このように、これまでは食べることのきっかけになっていた強い衝動は、あなたがマインドフルでバランスがとれた状態になれるということを教えてくれるのです。食べたいという衝動自体が、今起こっていることに注意を払うためのシグナルです（たとえば、ザクザクしたものがほしい時は怒り、ブラウニーは反抗心、アイスクリームは悲しみ）。さらに、こうした衝動は、些細な気分の波で起こるかもしれませんし、水面下に漂う何かを示すのかもしれません。それを掘り下げてみる価値はありますが、その時には専門家の助けを借りるようにしてください。

プラクティス3

心地よくなるルーチンを増やす

心地よさを得るために食べるのは、まったく自然なことです。でも、食べ物を、自分を慰める唯一の、あるいは最優先の手段にしたくはないでしょう。あなたが抱える問題の中には、消えるのに数時間かかるものもあれば、数日間かかるものもあるでしょう。もし食べ物が日々のストレス（失業や愛する

人を亡くすよりもずっと小さなこと）に対処する唯一の方法ならば，あなたは四六時中ずっと食べていることになります。その結果，体重管理や，食べ物とバランスをとることがとても難しくなり，苦労することになるでしょう。ですから，食べる以外の対処法を培っていくことが大切なのです。

プラクティス：心地よくなるルーチンを増やす

1. 食べ物に走りそうなきっかけに出会った時の，代替となる対処法のリストを作っておきましょう。今，食べ物の心地よさと同じようなものが得られる選択肢を，いろいろ挙げてみてください。次のようなものが考えられます。

   ・食べること以外の気分転換：コンピューターゲーム，とっつきやすい趣味や読書。かける時間と効果が食べることに匹敵する活動を考え，気分転換する方法のリストを作ってみましょう。たとえば，仕事の休憩時間にはいつも，食べ物の自動販売機に行っているとして，デスクや仕事への不安から，数分間あなたを遠ざけてくれる何か別のことはないでしょうか？ 雑誌を読むのはどうでしょう？ オフィスの周りを歩いてみるのは？

   ・心を落ち着かせる活動：不安や怒りを和らげるために食べているようであれば，かわりの活動のリストを作成してみてください。たとえば，第7章で学んだ呼吸瞑想です。昼寝や，友人と電話でおしゃべりするのもよいでしょう。

   ・対処行動：回避のために食べるのではなく，目の前の問題と向き合うことを考えてみましょう。違う見方をしたり勇気を出すためできることが何かないでしょうか？ 行動計画（やり方やto doリストなど）を考えたり，友人に電話して心配や悩みごとを話したりしてみてください。

2. かわりの活動のリストを作ったら，必要に応じてそれを使いましょう。いろいろな感情と食事とのバランスに自信がもてるようになるまで，それをきちんと守ってください。

プラクティス3の振り返り

衝動の波を乗りこなせるようになると，連鎖反応に気づき，心地よくなる

ルーチンを利用し，自由な感覚や達成感を自然に感じられるようになります。自動的に起こる反応を止め，食べることについて正直に，かつマインドフルに決められるようになるでしょう。衝動の波を乗りこなし，その衝動が過ぎ去り，自分らしい1日を過ごす日もあるでしょう。小さなおやつを食べようと決め，ひと口ごとに味わうこともあるでしょう。そして，食べずにはいられないきっかけとなった問題に立ち向かい，解決していくのです。時間が経つにつれて，小さなストレッサーに簡単に対処できるようになり，バランスのとれた新しいやり方が強化されていくはずです。

　今まで当たり前だったことを完璧になくすのは本当に難しいと感じるかもしれません。クライアントの中に，夜遅く寝る前に，1〜2杯のグラスワインを飲みながら何かを食べてしまうことに長年苦労していた人がいました。彼女にとって，これが典型的な過食の時間だったのです。彼女は過食をやめました。しかし，その時間には絶対に食べてはならないと感じていました。8時や9時，ましてや10時以降は食べないという「夜の断食ルール」を作ったのです。しかし，それを数日すら守ることができませんでした。

　彼女は，この食べ方が，10代の頃，食べ物をくすねていたことに似ていると気がつきました（私も共感できます）。彼女は，ちょっと反抗的でわがままな感じを抱いており，それが好きなことを認めました。そこで彼女に，1週間に食べた量，飲んだワインの量，その時のいろいろな気持ちと考えたことを記録するように言いました。

　その記録から，毎晩，寝る前の夜9時から11時半の間に，400〜600カロリーを摂取していることがわかりました。彼女は，もっとたくさん食べていると思い込んでいたので，とても驚きました。

　彼女は，その時間帯をもっと工夫して有効に過ごすことにしました。ワインをグラス1杯にし，少量で本当に満足のいく味わい深い食べ物を選び，それを小さなお皿に乗せ，食べている自分の気持ちを十分に認め受け入れて，ほのかな反抗心の高まりとともにその味を楽しむことにしたのです。彼女はそれが，笑いがこみ上げてくるほど楽しかったと報告してくれました！　彼女は，食べ物を楽しむパターンを受け入れながら，摂取カロリーを400カロリー以下に落とすことができました。そして，食べることに関する葛藤を完

全に手放すことができたのです。数ヵ月後，これらの感情をあるがままに受け入れることが，感情の力を変化させたことに気づきました。夜遅くに食べたい欲求が弱くなっただけでなく，毎晩食べていたのが週に数回へと減りました。その結果，彼女はとくに努力もせずに2kg以上減量できたのです。

　あなたにも同じことができます。とくに，それぞれのステップで，マインドフルな気づきによって導かれた意識的な選択をしていけば。

プラクティス4

連鎖反応を同定する

　いろいろな感情に反応して食べることは非常に複雑で，自分でも気づかない次のような連鎖反応を伴うことがあります。
　①不愉快なことからネガティブな感情が湧いてくる
　②気分をよくするため，自分を慰めるために食べる
　③食べると，罪悪感が出てきて，さらに気分が悪くなる
　④そこで，もう少し食べる
　⑤食べれば食べるほど，気分が悪くなる
　⑥最後，食べるのをやめた時には，食べ始めよりも気分が悪くなり，そうするとまた食べ過ぎてしまう

　あなたが自由を得ることができるポイントはあります——この連鎖のどこからでも，悪循環を止めることができるのです。どこからでもやり直すことができます。やってしまった，ということはありません。食べるのをやめるのに遅すぎることはないのです。たとえクッキーを7つ食べてしまったとしても，箱全体が空になるまで食べ続けるより，7つでやめるほうが好ましいことです。

プラクティス：連鎖反応を同定する

　このプラクティスを紙に書いて行うと，連鎖の様子を見ることができます。手がかりとして，218ページの連鎖反応サイクルを使ってみましょう。
　1．食べたいと思っていた以上に食べてしまった時（最近であればあるほ

とよい），たとえば，自分が心地よくなる以上に食べた時を思い出して
ください。食べる前に何が起こりましたか？　時間帯は？　場所は？
周りで何が起きていましたか？　一人でしたか？　誰かと一緒でした
か？　どう感じましたか？　何を食べ始めましたか？　食べている間，
どう感じましたか？　食べた後，どう感じましたか？　頭の中にはどん
な考えが浮かびましたか？　自分を批判しましたか？　それは手厳しい
批判でしたか？

2．これらに対する答えを使って連鎖反応サイクルを作成します。サイク
ルの起点になる，食べるトリガーから始めましょう。大きなリンクから
始め，その後，小さなステップをいくつか記入します。それから，1つ
のリンクごとに，派生するステップをできるだけ多く書き加え，さらに，
食べ続ける原因になったことの要点を書きます。その時のいろいろな考
えや感情，行動を書き込んでください。

3．連鎖内の各リンクに記入する際は，その時に考えたことをマインドフ
ルに検討し，それが役に立つものであったかどうか考えてください。あ
なたの考えは，食べることのバランスをとるのに役立っていましたか？
あるいは，そうでない方向に向かわせるものでしたか？

4．本当は空腹ではないのに感情的な動揺がある時に心に浮かぶ，食べる
ことを正当化する自分の歪んだ考えに注意を向けます。「今日は食べて
もいいんだ」「食べてやる！」「ああ，嫌な1日だったな」，など。

5．食べるのではない形で，これらの考えに対処する他の方法を考えてみ
ましょう。たとえば，1日が嫌なものだったら，自分の慰めとなるそれ
なりのお菓子を食べて当然と思うでしょう。しかし，リラックスして大
好きなテレビ番組を観ることも，そのかわりになりませんか？　買い物
は？　本や雑誌を見るのは？　公園の散策はどうでしょう？

6．その連鎖を止めるポイントを探しましょう。好きなだけクリエイティブ
に，柔軟になれます。その連鎖反応サイクルに注目し，増大する苦闘をどこ
で止められるか考えてみてください。たとえばパーティーで一緒に話をす
る人を見つける，ブラウニーを1つか2つだけ味わう，家で何か別のこと
をする，などでしょうか。どこでも連鎖を止めることができるはずです！

連鎖反応サイクル

自分の連鎖反応サイクルを書く際は，あるクライアントが作成した次のものを参考にしてください。連鎖の中でも重要なリンクから始め，その間に小さなリンクを記入するとよいでしょう。リンクには，身体的感覚，いろいろな考え，さまざまな感情，周囲の出来事などが含まれます。リンクはいつでも追加できますし，少なくてもかまいません。連鎖を止めるため，何を変えるのがよいかを考えてみてください。

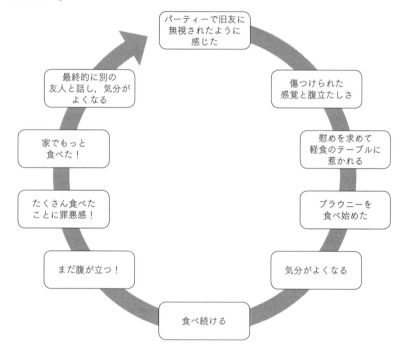

プラクティス4の振り返り

1つの連鎖反応を特定できました。続けて，他の連鎖反応も探してみましょう。いずれそれが自然にできるようになります。そして将来的には，身体

が空腹を感じていないにもかかわらず，何かの感情や，食べたいという強い衝動があると気づいた時，いったん立ち止まって，どんな連鎖があるか考えてみてください。これは，マインドフルな呼吸をすべき時を思い出し，別の選択肢を検討し，バランスを早く取り戻すのに役立つはずです。

　今週，次のことを何度か確認してみましょう。

・起こったストレスフルな出来事：あなたの考え，感情，身体の感覚や反応を書き留めます。そして，それらが食べる衝動につながるかどうかを確認します。自分を慰める他の方法をよく考えてみてください。ただ1つの正解というものはありません。

・食べる引き金となる他の状況：社会的状況，魅力的な食べ物，退屈などが含まれます。ここでも，トリガーに関連するいろいろな考え，感情，身体反応を見つけます。自分の「賢明な心」にマインドフルに耳を傾け，もう一度選択肢を考えます。

　プラクティスの間，自分に優しくしましょう。プラクティスは自分を責めるために行うものではありません。自分自身や自分の思考，感情や食事のパターンを知るチャンスなのです。自分のパターンがわかったら，自信をもって「私は連鎖を繰り返すことはない。このサイクルを止めることができる」と宣言できるでしょう。

....

　FAQ　食べ過ぎた時のことを思い出そうとすると，引き金となった強い感情や，食べ過ぎたことへの罪悪感が出てきます。どうしたらよいのでしょうか？

　少し休んで，呼吸瞑想をしてください。自分自身についてとても重要なことを学んでおり，その気づきは食べる自由の獲得に役立つと自分に言い聞かせてください。その感情を波として体験してみてください。たとえば，波が自分の上で砕け散ったり過ぎ去るままにしたり，波が高くなったあと下に落ちるまで，波に身を任せ，それに乗ることです。その感情があなたに明らかに大きな影響を与え，対処するために助けが（食べ物ではないやり方で）必要な場合もあります。連鎖

反応を同定する最初のとっかかりは，それほど強くない感情を特定することがよいかもしれません。強烈な感情の場合は，感情の経験に圧倒されず単純に観察できるようになるまで，連鎖反応のプラクティスにただちに取り組むのではなく，1回につき5分程度でいくつかのことを書き留め（タイマーを設定してもよいでしょう），その後プラクティスを再開するようにしてください。

次に進みましょう

　あなたは，これまでよりバランスのとれた食べ方ができるようになるための，しっかりとした経験を積んできました。それはまた，「内なる知恵」の中心となる要素すべてを発展させるものでもあります。言い換えれば，身体的空腹と感情的空腹の対立をマインドフルに認識すること，十分に足りている時がわかること，マインドレスな，あるいは罪悪感と恐怖心に汚された食べ方ではなく，楽しく食べる方法がわかるということです。練習するにしたがって，食べることや食べ物と健康的な関係を築くためのより多くの方法が見つかるはずです。1カートンのアイスクリームやひと袋のポテトチップスなしで，あらゆる課題に対処する自信をもてるようになります。しかし，マインドフルに楽しむなら，小さなカップアイスやひと握りのチョコレート菓子は，自分をホッとさせる方法として残しておいてもよいかもしれません。

　FAQ　提案されたものをすべて試してみましたが，夕方食べてしまうのがやめられません。何が間違っているのでしょうか？

　つらい感情に加えて，ひどい空腹だからかもしれません。夕方になると，イライラし腹ペコで，ヘトヘトに疲れ切っていることもあるでしょう。これらのトリガーが罪悪感と結びついて，この時間は食べるのがやめられなくなります。

　この罪悪感を克服するには，夕方近くに食べてもかまいません。ランチが軽ければ夕方は空腹になりやすく，何か食べるのは理に適っています。第5章と第11

章の復習になりますが，1日分のエネルギーは補給しなければなりません。午後4時になって，3時間後に夕食を食べるとすると，200〜300カロリーの間食，たとえばピーナツバターを塗ったパン1枚，クッキー2〜3枚，低脂肪のフローズンヨーグルト，アイスクリーム2分の1カップなどを食べるのはまったく合理的です。しかし，ニンジンスティック数本ではうまくいきません。

　間食する時には，これまで学んだことをすべて活用してください。刻々と変化する空腹感，胃の満腹感，味の満足感にマインドフルになり，気づいてみましょう。食べ終えたら，衝動の波を乗りこなしたり，本章の他のプラクティスをやってみましょう。あなたはこのように「内なる知恵」と「外なる知恵」を組み合わせ，無理せず適量を食べられるようになります。

....

第14章

食事と自分との新しい関係を深める

　あなたは，生後1年目からずっと食事をしてきました。今では，自分の習慣や行動パターンが，いかにマインドレスで，バランスを欠いているかに気づいています。そして，新しいマインドフルな食事のスキルを用いて，無駄な努力や闘いをやめ，習慣や行動パターンを変えようとしているところです。食べ物をもっと楽しみながら，少なく食べる新たな方法を見つけることで，マインドフルに食べる力がどんどん強くなっています。それは楽器の演奏の習得によく似ていて，初めは難しいですが，練習を続けスキルが身につくと楽しめるようになっていくのです。

　いつの間にか，大好きなアイスクリームが，多くても数口しかほしくないのが普通になってきます。そうすると，家に置くのは1パイントだけ，というのが難しくなくなるでしょう。レストランで注文したステーキは，全部食べずに，持ち帰り用に半分残すことが簡単にできるようになるでしょう。ビュッフェでも，食べ過ぎで不快にならず，いろいろな料理を楽しめるようになるでしょう。

　以前ならむちゃ食いのトリガーになった食事が魅力的とさえ感じられなくなる，あるいは，家族で過ごす祝日が，過食と自己非難との終わらない闘いという困った状況ではなく，リラックスした状況になっていることに気づくかもしれません。

　生活の中のそのような変化に気づく時が，マインドフルな食事がライフスタイルの一部になりつつあることに気づく時といえます。マインドフル・イ

ーティングは，あなたと共にあるのです。

　永続的な変化を起こすことが，このプログラムの最も重要な点です。ですから，これが初めての減量の試みであれ，40回目であれ，新しい方向性の始まりになり，ただ続くだけでなく深まっていくことが望まれます。

食べること，体重，その他の多くのことと，あなたとの関係

　あなたは，毎日，食事について多くのことを決めながら行動してきました。いつ？　何を？　どれくらい？　美食家のように味わうのか，マインドレスに貪るのか？　と。これらの決断が健康でバランスのよいものになっていくと，毎日成功が感じられるようになります。そうすると，人付き合いの中でも，過食したり，強迫的に食べることなく，食事をまるごと楽しんで，とても気持ちよくいられる状態になるのがわかるでしょう。食べることとの間によい関係を結ぶと，体重はより健康的なものになり，体重計の目盛は徐々に下がってきます。

　ほんの短期間に，食べることとの関係はすでに変化を遂げています。あなたは味や満腹感，空腹感や喜びをマインドフルに認識するやり方を学んできました。もっと変わるかもしれません。栄養と食べ物のエネルギーについての驚くべき情報を知り，「内なる知恵」と「外なる知恵」を深め，生活の他の面に費やすエネルギーを解放してきました。

　あなたは今，おそらく次のような状況でしょう。

　定期的に瞑想の練習を続けている。 1日10〜15分でも，よいバランスを維持し，「内なる知恵」につながる助けになります。

　ミニ瞑想を行っている。 グループ参加者の多くは，数ヵ月でも定期的にミニ瞑想を行うことが，空腹，味，満腹感などの内的体験にマインドフルになるための最も有効な方法だと話しています。

　身体的空腹を感じた時のみ食べている。 しかし，めったに食べられないものや，サンクスギビングに家族がつくってくれたパイを断るような犠牲を払う必要はありません。健康に食べるということは，柔軟な食べ方です。その

ような場合は，次の食事を少し減らしたり，間食をなくしたりすればよいのです。

お皿に少量をとり，それでも空腹であればおかわりをする。柔軟になることを学んだのです！

ひと口ごとに味わっている。味蕾の力に感謝しましょう。その食べ物を楽しんでいないなら，なぜそれを食べ続けるのでしょう？　マインドフルネスを使って，「内なるグルメ」を育てたり，それほど好きでない食べ物は避けたり，空腹感と味の満足感が低下してきたら食べるのをやめたりするのは簡単です。折に触れ，食べるに値する食べ物や，カロリーに見合った価値のない食べ物を探し続けましょう。

満足感がおさまったら，お皿に食べ物を残す。「ただ残す」というこの重要な能力を身につけた自分を祝福しましょう。残したものは，翌日，空腹になった時にもっと楽しめることを理解しましょう。

マインドレスな過食の引き金となる考えや感情にマインドフルになっている。気づくこと，否定的な自己評価をしないことから，知恵や自由がもたらされます。自分の心を，恐れや後悔ではなく好奇心をもって観察し，上記のような以前からのパターンがどれくらい起こっているか単に気づくだけで，多くの学びを得られるでしょう。

むちゃ食いやちょっとした失敗をしても，どこかで中断できる。何が起こっているのか一度認識したら，いつでも連鎖反応を断ち切ることができます。「手遅れだ」ということは決してないのです。

選んだすべての食べ物のカロリーやエネルギーにマインドフルになっている。不安，恐れ，回避を手放し，これらを有益な情報と考えて，常にマインドフルになりましょう。

健康的な食べ物の選択をしている。健康的な食についての記事をもっと読んでみましょう。「食べ物警察」が書いたわけでもあるまいし，何かの知恵が書いてあるかもしれません。ベジタリアンの料理教室に参加する，新しい料理本を買う，好きな食べ物の低脂肪バージョンを試してみる。好奇心や探求心をもってこれらを行います。ただちに菜食主義者になろうとか，常に油やバターを避ける，砂糖を完全に諦めるなどといった厳格な決まりを守れな

かったら闘いに負けたのだと決めつけないようにしましょう。

マインドフルに食べる方法はたくさんあることを理解している。これから
ずっと，毎食，ひと口ごとにマインドフルになるのだというような間違った
解釈をしないでください。ランチを5分でかきこむような日常では，誰もが
マインドレスな食べ方を経験しています。マインドフルなランチというのは，
何を食べるべきか，多忙で慌ただしい中でもマインドフルに選ぶことです。
一方，マインドレスなランチとは，必要量の2倍をかきこんでしまうといっ
たことです。

マインドフルな運動を試している。エレベーターのかわりに階段を使う，
目的地から離れたところに車をとめる，1日に10分以上歩く，エアロビク
スのプログラムに参加するといったことを行うと，何が起こるでしょうか。
本当に重要なのは，余分なカロリーの消費だけでなく，身体を動かすための
動作，すなわちマインドフルな運動のために身体を使うということです。そ
うして，どんどん活動量を増やすことができます。

**マインドフルネスを使って一瞬立ち止まり，観察し，リラックスし，「さ
まよう心」を再認識し，「内なる知恵」につなげている。**心配していたり，
注意力が散漫になったり，ぼんやりしている時にはいつでも，こうした心の
"さまよい"を抑え始めるはずです。この心のさまよいが楽しく役立つ時も
あり，漂うままにしておくこともあるでしょう。しかし，心のさまよいは，
必要以上に食や体重にとらわれる感覚にもつながります。

実践しよう

本章には新しいことは何もありません。そのかわり，練習を始めた頃に戻
って，自分で作成した「成功するためのチェックリスト」と「あなたの1日
を表す円グラフ」を確認します。プレッシャーを感じる必要はなく，ただ確
認し，現在の状態を判断してください。

プラクティス1

「成功するためのチェックリスト」に戻る

　自分の「成功するためのチェックリスト」を見直し，プログラムの開始時に比べ，現在の自分がどうかを評価します。各項目は達成可能なスモールステップになっていますが，自分が踏んだステップがいかに多いかに驚くでしょう。あなたは本書から多くを学び，練習にかなりの時間をかけてきたはずです。始めた時はどこでしたか？　今はどこですか？　自分自身の著しい進歩にきっと気づくでしょう。

　「成功するためのチェックリスト」を，別の色のインクを使用して完成させてください。日付を記入し，数ヵ月間とっておきます。また戻って再検討してください。

プラクティス1の振り返り

　小さな変化を成し遂げた自分をほめる取り組みを続けてください。毎日，ほめる機会はたくさんあるでしょう。今この瞬間，自分がどれだけできるようになったか認識するのに少し時間をかけましょう。気分を高揚させ，喜んでよいのです。準備ができたら，さらに少し進みましょう。たとえば，一人で食べる時にとても簡単に空腹や満腹をマインドフルに認識できるのならば，仕事中はどうでしょうか。友人との外食では？　パーティーでは？

　マインドフルになるのに何が役立ち何が役立たないのか，いつも意識してください。本書に記載したプラクティスのすべてがあなたに合うわけではなかったと思います。あなたの生活により適したプラクティスもあったことでしょう。役立たないことに留意するのは，役立ちそうなことを寛容に受け入れるのと同じくらい重要です。そして数ヵ月のうちに，いずれかのテクニックを実際に使う場面に遭遇するでしょう。時間をかけて，いろいろ試してみてください。

プラクティス2

「あなたの1日を表す円グラフ」に戻る

プログラム初期の「あなたの1日を表す円グラフ」を見直してください。食事，体重，身体への関心やこだわりは，全体の何％くらいでしょう。少し時間をとって，じっくりと振り返ってみてください。その状態を数値やパーセンテージで表すと，どれくらいでしょう。減少しましたか？　どのくらいになりたいですか？　他の重要なこと，たとえば仕事，家族，趣味について考えてみましょう。食との闘いが減った今，これら他のことにエネルギーを費やせるようになったでしょうか。「あなたの1日を表す円グラフ」は，どう変化しましたか？

プラクティス2の振り返り

食べ物や食との闘いが再び現れる時に注意してください。そのきっかけは何ですか？　いつ起こりますか？

ジェニファーというクライアントと，「あなたの1日を表す円グラフ」のプラクティスを初めて行った時のことです。彼女は生活のうち75％の時間を，食事，体重，外見について心配し，ひどく気にすることに費やしていると語りました。実業家としての仕事や，妻や母としての役割に時間をかけるようアドバイスしたところ，その数値は60％に減りました。プラクティスに取り組み，さらに35％にまで下がったのですが，それでも彼女には高すぎ，バランスがとれているとは言いがたい状態でした。そこには食品の買い物，家族の食事の支度，食事，衣類の買い物が含まれており，以前よりはずっとポジティブに捉えられるようになっていましたが，彼女は，食事や身体について考える時間をもっと減らして，20％まで下げたいと考えていました。

私は，「一番気になっていることは何ですか？」と尋ねました。

彼女は，夏までにあと約7kgやせたいと話し，それが頭の大部分を占めているようでした。7kgやせられなかったら，体型についての強迫的な考えを止める自信がないようでした。以前，標準体重以下になったとも聞いていた

ので，私は気になりました。その際，彼女は，過度の食事制限でその体型に
到達したともいいます。

彼女に尋ねました。「どういう時に，7kgのことが一番気になりますか？
典型的な1週間の中でいうと，気になるのは，たとえばお客さんの対応の時
とか，オフィスで周りの人に気づかれる時ですか？」

「そうではなくて，水着を着ようとしている時がほとんどです」と彼女は
答えました。

「水着を着る時はいつもそのことを考えるのですか？」

「いいえ」。彼女はよく考えながら答えているようでした。「カントリーク
ラブで泳ぐ時だけです」

「カントリークラブで泳ぐ時，毎回そのことを考えるのですか？」。私はさ
らに質問を重ねました。

「いえ，違います」と彼女は答えました。「そういえば，気になるのはカン
トリークラブにスーがいる時だけですね」

そこで明らかになったのは，スーとは，高校の同級生で，彼女が羨望を感
じていた女性だということでした。

「ああ，なんて馬鹿馬鹿しい！」。7kg減らしたいというこだわりについて，
彼女はそう言いました。「スーに会うのは，せいぜいひと夏に2〜3回だけ
なのに」

この会話の後，ジェニファーが減量について強迫的に考える時間は，35％
から20％に減りました。具体的には，食事の支度，食事，買い物，洋服選
び，メーク，ヘアセット，そして少し心配する時間を合計して，1日3時間
程度になったのです。

彼女は驚きました。自分の中の長年の心配や気がかりを手放せた手ごたえ
を感じたからです。

体重停滞期への対処

多くの変化を成し遂げたあなたは，多少の体重減少はありながらも，今は
その減少が頭打ちになっているかもしれません。それでも，長期的な体重の

目標を達成することは十分可能です。最終的にどれくらい減量できるかは，多くの要因で決まります。年齢，代謝，減量開始時の体重，遺伝，空腹感や満腹感，満足感，身体活動をどれだけマインドフルに意識しているか，などです。しかし，どこかで身体活動や食のレベルの減少は緩やかになり，体重は一定になります。これは失望するところか，祝うべき時なのです。あなたは，食事や身体活動を増やすことにおいて，本当の変化を成し遂げたのです。自分がつくった新しいパターンに自信をもてているのですから，体重や，もちろん食事のパターンも，しばらくそのままにしておくという考えは必ずしも間違っていません。自分を励ましましょう。

　これらの新しい習慣は，成長過程の植物のようなものだと考えましょう。よく観察し，栄養を与え続け，弱い部分の兆候を探してください。マインドレスでバランスのとれていない食習慣は，いつの間にかいろいろな形で戻ってきます。次に進む前に，この新たな体重レベルで少なくとも4〜5ヵ月間以上過ごし，そこに到達するために自分自身が成し遂げた変化をかみしめましょう。

　すると，どこかの時点で，次のチャレンジの準備ができたと自信をもてる時がくるでしょう。それが重要な決断をする時です。現在食べている量から，さらに1日あたり200〜300カロリー減らすか，運動を増やしたいでしょうか。それ以上の体重減少は見込めないとしても，その新たな習慣のままでいたいでしょうか。どう考えていようとも，あなたは，以前よりも健康的で，食に関する闘いは大幅に減っているはずです。自己受容の感覚と，達成できた多くのことに対する誇りを育て，さらに高めましょう。

　これは，あなたの「選択する力」を鍛えることを意味します。その答えは，まさに摂取カロリーを減らすことだという人もいるでしょう。1日に200，300，500カロリーと減らしていきながら，食事中や食後，食事の間の満足を感じることが可能でしょう。運動を増やすことだと答える人もいるでしょう。毎日の歩行を増やしたり，ジムの時間を15分延ばすことを一生，もしくは少なくとも当面の間は続けられるだろう，と。わかっていただきたいのは，これはあなたがすべき選択だということです。社会や，会社のスリムな同僚，医師，配偶者が決めることではないのだと肝に銘じてください。そう

すれば，バランスと自己受容を手にすることができるでしょう。

　体重を維持している時にも，同じ手順を踏むことになります。バランスのとれた食べ方をしている人は，1年中，体重計の上で，毎日同じ体重を見ているわけではありません。休日に1〜1.5kg増えるのは普通のことです。健康的な体重を維持する人と，体重の増減を繰り返す人の違いは，前者は「ああ，やってしまった。諦めたほうがましだ」などと自分に言い聞かせず，正反対のことをするということです。彼らは，体重が少し増えたことを，健康的な食習慣をより着実に行うためのモチベーションとして利用するので，体重は元の通りに減少します。

　体重がいつもの振れ幅以上に増えているのに気づいたら，これまでよりもマインドフルになる機会だと捉えて，自分を振り返ってください。「この頃，週に何回か，必ずデザートを注文する新しい友人と一緒にランチに行っているから？　近くにオープンした新しいベーカリーのせい？　ジム通いが週3から週2に減ったせい？　冬になって，あまり歩いていないせい？」

　以前のあなたなら，このように体重が増加したらパニック状態になって，スーパーのレジ前にある「1週間で3kgやせる」と謳う雑誌を購入していたでしょう。しかし今は，立ち止まって振り返る機会だと言えるようになっています。もっとバランスをとるためには，何を変えるべきでしょうか？　体重が増えたのでイライラするかもしれませんが，生活のあらゆる場面で，私たちはこの種の振り返りを絶え間なく行っているものです。今月は予算を少し超えてしまった？　友人や家族と疎遠になっている？　仕事で2回締切に間に合わなかった？　そういう時，私たちは一歩引いて，決めたことができなかった原因について考え，どうやって修正するか検討し，自分の全体的な価値感や幸福だという感覚を保てる，うまくバランスがとれるところに戻るでしょう。食べ物や食べることについて行ういろいろな選択，パターン，決断に関することも，これと同じやり方なのです。

前向きに考えるためのスキルを練習しよう

　マインドフル・イーティングは時間とともに熟達し，最終的にはそれがデ

フォルトの状態になるでしょう。そうなると，食前，食中，食後のほとんど
でそれができるようになります。マインドフル・イーティングが，簡単で楽
しく，苦痛なしにできると感じるのです。

　マインドフルに食べることが困難な状況に出くわすこともあるでしょう。
そうした状況について前もって考えておくことは，マインドフルネスの習慣
がすでにできているかや，現在のマインドフルネス・スキルの程度に関係な
く有益です。

　たとえば，多くの人にとって，親を訪問することが課題になるかもしれま
せん。ある50代になろうかという大の大人が，私に「大丈夫です，休暇で
帰省する時までは！」と話したことがありました。

　実際，彼らはマインドレス・イーティングが習慣となっていた場所に戻る
のです。そこはおそらく，気晴らしのために過食をし，無意識に何皿も平ら
げた場所です。両親やきょうだいと一緒に食べることを考えるだけで心配に
なってくるかもしれません。

　誕生日パーティーはまだ難しいと感じる人もいるかもしれません。長期休
暇や休日，仕事でストレスフルな週が一番難しいという人もいるかもしれま
せん。

　やり方の１つは，困難な状況を予測し，その中でどのようにマインドフル
ネスを練習するかをあらかじめ計画することです。困難な状況が不安を引き
起こしたとしても，諦めるのではなく，そうした状況をスキルを練習し磨く
ために利用すれば，マインドフルに扱うことができるでしょう。

　そのために，先を見据える練習を続けてください。来週，来月，来年のあ
なたにとって，最も課題となる食事の状況とはどのようなものでしょう？

　次に，その状況で，自分の「選択する力」をどう鍛えるか，考えてみてく
ださい。たとえば，親の家で出されたものを平らげるのは問題ないかもしれ
ません。その後半年は，両親に会わないでしょうから。あるいは，両親に対
し，自分は空腹ではなく全部は食べられないと伝えようとするかもしれませ
ん。そうでなければ，上手に断れるようになりましょう。「お母さん，とて
も美味しかったよ。もうひと口食べたいけど，もう本当にお腹がいっぱ
い！」「家に少し持ち帰ってもいい？」「夫や子どものためにこれをつくって

あげたり，来週の持ち寄りパーティーに持っていきたいので，レシピを教え
てくれない？」などと言ったりしてはどうでしょう。

　同様に，誕生日パーティーで「内なるグルメ」を育てるためには，ケーキ
をひと切れ取って，心ゆくまで何口か楽しむのもよいでしょう。その後，主
催者を賞賛しながら，目立たないように片づけておくとよいかもしれません。
あるいは，仲間と楽しんでいる間はずっと，大きなケーキを取ってアイスク
リームに加えて食べるけれど，その日それ以降はあまりお腹が減っていない
ので，マインドフルになって，食べるのを控えるようにするのです。

　もっといえば，感謝祭では，不快になるまで食べてもかまわないかもしれ
ません。失敗したわけでもないし，年に1〜2回だけのこととわかっている
からです。私は，健康的でやせた人がよく，このような特別な機会に食べ過
ぎたと認めているのを知っています。次の1つひとつの課題にどのように対
処するかを決める場合は，自分自身に次のような質問をしてみてください。
「何をしたらより後悔するだろうか？　この贅沢，ごちそう，特別な時間を
選択しないことを後悔するのではないか？　2〜3時間，不快なほどお腹が
いっぱいになるのを後悔しないだろうか？」。これらの質問に対する答えは，
人や状況によって変わります。事前に意識的に選択しておくと，その状況に
自信をもって対処できるようになるでしょう。

自分でやってみよう

　「選択する力」の鍛え方の1つに，自分自身の食事ガイドラインを作成す
ることがあります。何かの食事プランのルールに盲目的に従うよう自分を強
制すると，いずれ「内なる子ども」が立ち上がり，「食べ方を教えるな！」
と抵抗することになります。

　食べることがうまくいっている人には，柔軟性があります。彼らは，ルー
ルに頑なに従うのではなく，自分の好みや生活スタイルに合ったガイドライ
ンを作成し，状況が変化すればそのガイドラインを変更するのです。彼らは，
中庸，すなわち食べることを楽しみ，身体，心，精神を養う知恵を見つけて
います。

たとえば，食べることや体重と闘っていたパムは，カウンセリング開始時，「自分の家にはクッキーは絶対置かない」と言っていました。クッキーがあると，箱ごと食べてしまうだろうと言うのです。彼女は，クッキーが自分にとって安全とは思えなかったので，厳しい「ノークッキー」ルールをつくったのです。

　数週間後，パムは自分がもっと柔軟になれると気づきました。彼女は，今やマインドフルネスのスキルを身につけて，クッキーの箱（好きではあるが大好きというほどではないもの）が家にあっても，食器棚の中に目立たないように置かれていれば大丈夫，と感じるようになったのです。

　その後パムは，自分のマインドフル・イーティングのスキルに自信をもち，減量し，食べ物の誘惑をずっとよく管理できるようになりました。クッキーを出しっぱなしにしても，1つや2つならよいとわかっていたし，箱ごと食べたりはしませんでした。しかし，これはまだ自分が安全と感じる種類のクッキーに限定されていました。彼女は，特別に魅力的なクッキーを家に置かないように，まだ注意する必要がありました。

　1年後，パムは約14kg減量し，まったくむちゃ食いをしなくなりました。クッキーに関する彼女の唯一のガイドラインはこうでした——マインドフルに食べること。そうしている限り，彼女は，どんな種類のクッキーも安心して食べられるようになりました。そして，たまにベーカリーの特別なクッキーがあっても，普通の2倍も続く味の満足を感じながら，ゆっくりとクッキー半分を味わい，残りは後で食べるために取っておくことができるようになったのです。

　あなたも最終的にはこの地点に辿り着くでしょう。今日はまだそこでないかもしれませんし，来週，来月も無理かもしれませんが，必ず到達できます。マインドフルネスを実践していくと，いずれ食べ物との関係は変わるでしょう。その関係は，不安ではなく喜びを伴うものになるはずです。悪戦苦闘は終わりを告げ，そのかわり，あなたがずっと望んできたもの——食べ物に対する最高の喜びと，不安のない真の自由を見つけるでしょう。

引用文献

第 1 章

（1） J. Kristeller（2003）Mindfulness, wisdom and eating: Applying a multi-domain model of meditation effects. *Journal of Constructivism in the Human Sciences* 8, no.2: 107-118.

（2） B. Cuthbert, J. Kristeller, R. Simons et al.（1981）Strategies of arousal control: Biofeedback, meditation, and motivation. *Journal of Experimental Psychology* General 110, no.4: 518-546.

（3） R.J. Davidson, D.J. Goleman, G.E. Schwartz（1976）Attentional and affective concomitants of meditation: A cross-sectional study. *Journal of Abnormal Psychology* 85, no.2: 235-238. / G.E. Schwartz（1975）Biofeedback, self-regulation, and the patterning of physiological processes. *American Scientist* 63: 314-324. / G.E. Schwartz（1979）The brain as a health care system: A psychobiological framework for biofeedback and health psychology. In: G. Stone, N. Adler, F. Cohen eds. *Health psychology*. Jossy-Bass, pp.541-571.

（4） J. Rodin（1981）Current status of the internal-external hypothesis for obesity: What went wrong? *American Psychologist* 36, no.4: 361-372. / J. Rodin（1978）Stimulus-bound behavior and biological self-regulation: Feeding, obesity, and external control. In: G.E. Schwartz, D. Shapiro eds. *Consciousness and self-regulation*. Plenum, pp.215-239.

（5） L.M. Bartoshuk（1991）Taste, smell and pleasure. In: R.C. Bolles ed. *The hedonics of taste*. Lawrence Erlbaum, pp.15-28.

（6） S. Orbach（1997）*Fat is a feminist issue*. Bps Pub.

（7） J. Kabat-Zinn（2008）*Full catastrophe living*. Random House. / J. Kabat-Zinn, A.O. Massion, J. Kristeller et al.（1992）Effectiveness of a meditation-based stress reduction program in the treatment of anxiety disorders. *American Journal of Psychiatry* 149, no.7: 936-943.

（8） J.L. Kristeller, C.B. Hallett（1999）An exploratory study of a meditation-based intervention for binge eating disorder. *Journal of Health Psychology* 4, no.3 : 357-363.

（9） J.L. Kristeller, R.Q. Wolever, V. Sheets（2014）Mindfulness-based eating awareness training（MB-EAT）for binge eating: A randomized clinical trial. *Mindfulness* 5, no.3. doi 10.1007/s12671-012-0179-1.

（10） J.L. Kristeller, R.Q. Wolever（2014）Mindfulness-based eating awareness training: Treatment of overeating and obesity. In: R.A. Baer ed. *Mindfulness-based treatment approaches. 2nd ed.* Elsevier, pp.119-139.

（11） C.K. Miller, J.L. Kristeller, A. Headings et al.（2012）Comparative effectiveness of a mindful eating intervention to a diabetes self-management intervention among adults with type 2 diabetes: A pilot study. *Journal of the Academy of Nutrition and Dietetics* 112, no.11:

1835-1842. / J. Daubenmier, J. Kristeller, F.M. Hecht et al.（2011）Mindfulness intervention for stress eating to reduce cortisol and abdominal fat among overweight and obese women: An exploratory randomized controlled study. *Journal of Obesity* 2011. doi 10.1155/2011/651936.

第2章

（1） A. Sood, D.T. Jones（2013）On mind wandering, attention, brain networks, and meditation. *Explore* 9, no.3: 136-141.

（2） J. A. Brewer, P.D. Worhunsky et al.（2011）Meditation experience is associated with differences in default mode network activity and connectivity. *Proceedings of the National Academy of Sciences of the U S A* 108, no.50: 20254-20259. / Y.Y. Tang, Q. Lu, X. Geng et al.（2010）Short-term meditation induces white matter changes in the anterior cingulate. *Proceedings of the National Academy of Sciences U S A* 107, no.35: 15649-15652.

（3） R.J. Davidson, S. Begley（2012）*The emotional life of your brain.* Hudson Street Press. / D. Goleman（1996）*The meditative mind: The varieties of meditative experience.* Tarcher. / D. Goleman（2012）*Emotional intelligence: Why it can matter more than IQ.* Bantam. / J. Carmody, G. Reed, J. Kristeller et al.（2008）Mindfulness, spirituality, and health-related symptoms. *Journal of Psychosomatic Research* 64, no.4: 393-403.

（4） B. Wansink（2012）Package size, portion size, serving size...market size: The unconventional case for half-size servings. *Marketing Science* 31, no.1: 54-57.

（5） E. Tolle（2005）*A new earth: Awakening to your life's purpose.* Dutton.

（6） C. Davis, J.C. Carter（2009）Compulsive overeating as an addiction disorder. A review of theory and evidence. *Appetite* 53, no.1: 1-8.

第3章

（1） B. Wansink, J. Sobal（2007）Mindless eating: The 200 daily food decisions we overlook. *Environment & Behavior* 39, no.1: 106-123.

（2） M. Garaulet, P. Gomez-Abellan（2014）Timing of food intake and obesity: A novel association. *Physiology & Behavior* 134: 44-50.

（3） E. Berne（1996）*Games people play.* Ballantine.

（4） G. A. Marlatt（2002）Buddhist philosophy and the treatment of addictive behavior. *Cognitive and Behavioral Practice* 9, no.1: 44-50.

（5） K.E. Heron, S.B. Scott, M.J. Sliwinski et al.（2014）Eating behaviors and negative affect in college women's everyday lives. *International Journal of Eating Disorders* 47, no.8: 853-859.

（6） J. Wardle, Y. Chida, E.L. Gibson et al.（2011）Stress and adiposity: A meta-analysis of longitudinal studies. *Obesity* 19, no.4: 771-778. / S. Murray, A. Tulloch, M.S. Gold et al.（2014）Hormonal and neural mechanisms of food reward, eating behaviour and obesity. *Nature Reviews Endocrinology* 10: 540-552.

（7） C.P. Herman, J. Polivy（1999）Distress and eating: Why do dieters overeat? *International Journal of Eating Disorders* 26, no.2: 153-164.

（8） J. Daubenmier, J. Kristeller, F.M. Hecht et al. （2011） Mindfulness intervention for stress eating to reduce cortisol and abdominal fat among overweight and obese women: An exploratory randomized controlled study. *Journal of Obesity* 2011. doi 10.1155/2011/651936.

（9） K. Blum, P.K. Thanos, M.S. Gold （2014） Dopamine and glucose, obesity, and reward deficiency syndrome. *Frontiers in Psychology* 5, no.919. doi: 10.3389/fpsyg.2014.00919.

（10） J.L. Kristeller, J. Rodin （1989） Identifying eating patterns in male and female undergraduates using cluster analysis. *Addictive Behaviors* 14, no.6: 631-642.

（11） C. Carver, J. Conner-Smith （2010） Personality and coping. *Annual Review of Psychology* 61: 679-704.

第 4 章

（1） J.E. Blundell, F. Bellisle （2013） *Satiation, satiety, and the control of food intake*. Elsevier/ Woodhead.

（2） A. Geliebter, S.A. Hashim （2001） Gastric capacity in normal, obese, and bulimic women. *Physiology & Behavior* 74, no.4-5: 743-746.

（3） R.M. Puhl, M.B. Schwartz （2003） If you are good you can have a cookie: How memories of childhood food rules link to adult eating behaviors. *Eating Behaviors* 4, no.3: 283-293. / B. Wansink, C.R. Payne et al. （2008） Consequences of belonging to the "Clean Plate Club." *Archives of Pediatrics & Adolescent Medicine* 162, no.10: 994-995.

（4） F.J. Bornet, A. Jardy-Gennetier, N. Jacquet et al. （2007） Glycaemic response to foods: Impact on satiety and long-term weight regulation. *Appetite* 49, no.3: 535-553.

（5） B. Wansink （2004） Environmental factors that increase the food intake and consumption volume of unknowing consumers. *Annual Review of Nutrition* 24: 455-479.

（6） P. Rozin, K. Kabnick, E. Pete et al. （2003） The ecology of eating: Part of the French paradox results from lower food intake in French than Americans, because of smaller portion sizes. *Psychological Science* 14: 450-454.

（7） M. Guiliano （2004） *French women don't get fat*. Vintage.

（8） B.J. Rolls, E.A. Rowe, E.T. Rolls et al. （1981） Variety in a meal enhances food intake in man. *Physiology & Behavior* 26, no.2: 215-221.

（9） E. Siniver, Y. Mealem, G. Yaniv （2013） Overeating in all-you-can-eat buffet: Paying before versus paying after. *Applied Economics* 45, no.35: 4940-4948.

（10） G.A. Marlatt （2002） Buddhist philosophy and the treatment of addictive behavior. *Cognitive and Behavioral Practice* 9: 44-50.

（11） C.P. Herman, J. Polivy, V.M. Esses （1987） The illusion of counter-regulation. *Appetite* 9, no.3: 161-169. / J. Polivy, C.P. Herman （1985） Dieting and binging. A causal analysis. *American psychologist* 40, no.2: 193-201.

第 5 章

（1） M. Nestle, M. Nesheim （2012） *Why calories count*. Universty of California Press.

（2） S.K. Agarwal（2012）Cardiovascular benefits of exercise. *International Journal of General Medicine* 5: 541-545.

（3） S.C. Moore, A.V. Patel, C.E. Matthews et al.（2012）Leisure time physical activity of moderate to vigorous intensity and mortality: A large pooled cohort analysis. *PLOS Medicine* 9, no.11.

（4） A.J. Crum, E.J. Langer（2007）Mind-set matters: Exercise and the placebo effect. *Psychological Science* 18, no.2: 165-171.

（5） C.O.C. Werle, B. Wansink, C.R. Payne（2014）Is it fun or exercise? The framing of physical activity biases subsequent snacking. *Marketing Letters*. doi 10.1007/s11002-014-9301-6.

第6章

（1） J. Kristeller, R.Q. Wolever, V. Sheets（2014）Mindfulness-based eating awareness training（MB-EAT）for binge eating: A randomized clinical trial. *Mindfulness* 5, no.3: 282-297.

（2） "Keep It Off" stands for "Kristeller Eating and Exercise Patterns of Food and Fitness."

第8章

（1） G.M. Timmerman, A. Brown（2012）The effect of a mindful restaurant eating intervention on weight management in women. *Journal of Nutrition Education and Behavior* 44, no.1: 22-28.

第9章

（1） D. Zinczenko, M. Goulding（2007）*Eat this, not that!* Rodale.

（2） D. Zinczenko, M. Goulding（2012）*Eat this, not that!: Restaurant survival guide.* Rodale.

第11章

（1） M. Kristensen, S. Toubro, M.G. Jensen et al.（2012）Whole grain compared with refined wheat decreases the percentage of body fat following a 12-week, energy-restricted dietary intervention in postmenopausal women. *Journal of Nutrition* 142, no.4: 710-716.

●著者────

ジーン・クリステラー（Jean Kristeller）

インディアナ州立大学心理学科名誉教授。1983年，イェール大学にて博士号取得（clinical and health psychology）。過食，肥満，喫煙，健康行動への変化を促進するうえで医師の果たす役割，スピリチュアリティと健康，不安症，自己統制プロセスを促す方法としての瞑想の活用など，身体の健康と病におけるさまざまな心理的影響に関する研究を行う。米国国立衛生研究所（NIH）が資金提供した「マインドフルネスに基づく食観トレーニング（MB-EAT）」の生みの親。米国の多くのメディアが彼女の研究を取り上げている。

アリサ・ボウマン（Alisa Bowman）

ライター。ニューヨーク・タイムズのベストセラー7冊を含む30冊以上の本を執筆。ウェブサイト ProjectHappilyEverAfter.com を主宰。

●監訳者────

小牧　元（こまき・げん）

福岡国際医療福祉大学教授。医学博士。専門は心身医学，摂食障害。国立精神・神経医療研究センター精神保健研究所心身医学研究部長，国際医療福祉大学福岡保健医療学部教授などを経て現職。日本摂食障害学会理事長，日本肥満症治療学会評議員，日本心身医学会英文誌編集委員長を務める。著書にガーナー＆ガーフィンケル編『摂食障害治療ハンドブック』（監訳，金剛出版），クーパー他『肥満の認知行動療法』（監訳，金剛出版），久保千春編『心身医学標準テキスト 第3版』（分担執筆，医学書院）などがある。

大森美香（おおもり・みか）

お茶の水女子大学基幹研究院人間科学系教授，東北大学大学院文学研究科教授。Ph.D.（Indiana University）。専門は健康心理学。筑波大学助手，京都教育大学講師，イェール大学，インディアナ大学，ノースイースタン大学客員研究員等を経て現職。著書に野林厚志編『肉食行為の研究』（分担執筆，平凡社）などがある。

●訳者────

九州大学心療内科マインドフル・イーティング研究グループ

野崎剛弘，西原智恵，荒木久澄，朝野泰成，日高　大，藤本晃嗣，村上匡史，伊津野巧（以上，九州大学心療内科），小山憲一郎（福岡県立大学人間社会学部）

マインドフル・イーティング
過食から自由になる心理学

2020年9月20日　第1版第1刷発行

著　者——ジーン・クリステラー，アリサ・ボウマン

監訳者——小牧　元，大森美香

発行所——株式会社 日本評論社
　　　　　〒170-8474　東京都豊島区南大塚3-12-4
　　　　　電話 03-3987-8621（販売）-8598（編集）　振替 00100-3-16

印刷所——港北出版印刷株式会社

製本所——井上製本所

装　幀——図工ファイブ